Ricardo Romel Rodriguez Jorge
Margarita Fernández

Procedimiento pericial para las investigaciones del homicidio

Ricardo Romel Rodriguez Jorge
Margarita Fernández

Procedimiento pericial para las investigaciones del homicidio

Los procedimientos periciales son de vital importancia para el esclarecimiento oportuno de los hechos delictivos

Editorial Académica Española

Cover image: www.ingimage.com

Publisher:
Editorial Académica Española
is a trademark of
International Book Market Service Ltd., member of OmniScriptum Publishing Group
17 Meldrum Street, Beau Bassin 71504, Mauritius

Printed at: see last page
ISBN: 978-620-2-23678-2

Zugl. / Aprobado por: Cuba. Universidad de Ciencias Médicas de Villa Clara. 2014

UNIVERSIDAD DE CIENCIAS MÉDICAS
"SERAFIN RUIZ DE ZARATE RUIZ"

PROCEDIMIENTO PERICIAL PARA LAS INVESTIGACIONES DEL HOMICIDIO EN EL CONTEXTO CUBANO ACTUAL

Investigación Forense en opción al Grado Científico de Doctor en Ciencias Médicas

AUTOR: Dr. RICARDO ROMEL RODRIGUEZ JORGE
CO AUTOR: DRA. MARGARITA DE JESÚS FERNÁNDEZ CLÚA

ÍNDICE

INTRODUCCIÓN

Los estudios en torno a los procedimientos periciales para la investigación de los hechos delictivos datan de finales del siglo XVIII, pero su verdadero auge se manifiesta a mediados del siglo XIX, cuando se hace necesario el enfrentamiento a la delincuencia, por los perjuicios que ocasionaba a los ciudadanos y al Estado, surgiendo así la policía científica y con ella las investigaciones criminales, las cuales transcurrieron fundamentalmente por dos claras etapas históricas: una inicial conocida como etapa primitiva, que abarca desde el siglo XIX hasta la llegada de la revolución que supuso el positivismo italiano de Lombroso, Ferri y Garófalo, la cual da paso a la segunda etapa, conocida como etapa científica. Se considera que la segunda etapa indica lo relativo a los dictámenes médicos a cargo de peritos oficiales. (1,2)

Con la evolución histórica se impone "la necesidad de regular racionalmente los procedimientos jurídicos, promoviéndose la aparición de las primeras codificaciones de procedimientos, el peritaje médico quedó estipulado como exigencia legal", se incorporaron numerosos médicos que realizaron importantes aportes como Laccasagne, quien demuestra la importancia del estudio del lugar de los hechos. Otra ciencia que paralelamente perfecciona los procedimientos para el trabajo investigativo es la Criminalística, cuyo objeto es el estudio y conocimiento de los procesos y leyes del surgimiento de la prueba, su descubrimiento, recolección e investigación basado en la guía de un riguroso método científico. El surgimiento de esta ciencia permite dar paso a la Medicina Legal o Medicina Basada en Evidencias como la denominan algunos autores; la razón principal surge a partir de que las investigaciones se dificultan para peritos por la necesidad de conocimientos médicos para las pericias de los casos que involucraban a cadáveres o personas. (3)

Con el advenimiento de estas ciencias, especialidades y disciplinas que intervienen en la investigación pericial del homicidio, se requiere lograr una mayor precisión e integración de las pericias médico-legales y criminalísticas con el fin de otorgarle a la prueba pericial el mayor valor científico posible; así comienzan los retos en el proceso de la investigación pericial y la aplicación óptima de sus técnicas, lo cual provoca disímiles contradicciones entre peritos y médicos de la época; una de las principales contradicciones estribaba en si la metodología pericial prima sobre la técnica o si esta última precisaba de la primera, lo cual constituyó el punto de partida para el desarrollo por los científicos de una revolución tecnológica dentro de las ciencias, especialidades y disciplinas involucradas, marcándose cada década por innovaciones que le otorgaban un salto cualitativo a las investigaciones criminales. [4, 5]

En la actualidad, la problemática de la inseguridad ciudadana por los efectos de la actividad delictiva ocupa un lugar preponderante en la sociedad que exige soluciones inmediatas y eficaces, vinculadas con la insatisfacción de la comunidad respecto a la respuesta que brindan los diferentes operadores del sistema penal ante la comisión de los delitos, especialmente en lo relacionado con la impunidad que gozan muchos autores de conductas delictivas. Lo anterior justifica el rol protagónico que tienen la Criminalística y la Medicina Legal respectivamente en la investigación de los delitos; la primera constituida por medios y métodos técnicos, procedimientos tácticos y recomendaciones metodológicas, empleados para el descubrimiento, fijación, ocupación e investigación de huellas e indicios y para la búsqueda e identificación de las personas y objetos que tienen importancia en la investigación judicial con el propósito de aportar pericias útiles a los fines probatorios (medios probatorios), basados en las interpretaciones que hacen los jueces de las Ciencias Criminalísticas y la Médico- Legal; la segunda, actuando como nexo entre la administración de justicia y los conocimientos médicos. [5, 6]

En el mundo, actualmente la tendencia es a fusionar cada vez más las denominadas "Ciencias Forenses", incluso que las sedes de estas instituciones funcionen en el mismo lugar con el fin de integrar el trabajo, y además, porque es la forma de lograr la unión efectiva y necesaria para cumplir el objeto de trabajo de estas ciencias. En Costa Rica y Colombia, así como en otros países latinoamericanos, tanto la Criminalística como la Medicina Legal se subordinan a la Procuraduría, en otros a la Alcaldía, al Ministerio del Interior, al Ministerio de Justicia, con una sola línea de trabajo donde se consideraban las particularidades individuales; en Cuba no funciona así, a pesar de la similitud en su objeto. La Criminalística se subordina al Ministerio del Interior y la Medicina Legal a Salud Pública; sin embargo, en la práctica, durante la investigación en los escenarios de acción, existen relaciones estrechas, los trabajos y acciones se coordinan, los procedimientos periciales se complementan. El autor es del criterio de que esto incide negativamente en la calidad de las pericias, ambas unidas desde su surgimiento, lo que provoca errores, defectos y fallos en la investigación del Homicidio. [6]

Aunque existen varias definiciones de Medicina Legal, la escuela cubana señala que es: "la ciencia médica que aplica los conocimientos médicos y ciencias auxiliares en la investigación, interpretación y desenvolvimiento de la justicia social, constituyendo un nexo entre las ciencias médicas y la administración de justicia". [7] Es preciso señalar que las sanciones penales se encuentran delimitadas por límites mínimos y máximos, los que se emplean según las cualidades que presenta el delito y cuya demostración probatoria entre otros elementos jurídicos, lo constituyen los resultados que en el orden pericial obtengan los peritos médicos o criminalistas. [8] La Medicina Legal como especialidad dentro de las Ciencias Médicas tiene ramas o disciplinas que actúan dentro de su objeto de estudio como la Psiquiatría y Psicología Forenses, las que aportan elementos indispensables no solo para el esclarecimiento del hecho sino para su perfilación desde su ocurrencia. Debido a que el término Forense no está acorde a los principios del derecho en Cuba, [9] el autor define las Ciencias Forenses para esta investigación como "las ciencias, especialidades y disciplinas con aplicación en la investigación, interpretación y aplicación de la justicia, cuyo objeto común es la materialización de la prueba con fines jurídicos a través de una metodología científica".

El enfrentamiento a la delincuencia no admite errores, lo que exige de todos los investigadores y peritos un alto nivel profesional, especialmente de los médicos legistas y peritos criminalistas, por lo cual se demanda calidad de la pericia, y esta se define como "una actividad procesal desarrollada, en virtud de encargo judicial, por personas distintas de las partes en el proceso, especialmente calificadas por sus conocimientos técnicos, artísticos o científicos, mediante la cual se suministra al Juez argumentos o razones para la formación de su convencimiento con respecto de ciertos hechos cuya percepción o cuyo entendimiento escapa a las aptitudes del común de las personas". [10, 11, 12]

La ciencia y la tecnología aportan nuevos conocimientos inéditos para enfrentar los delitos, así transforman la investigación en un procedimiento exigente y riguroso. A través del método, del conocimiento científico y la aplicación rigurosa de la ciencia y la tecnología, es posible una nueva perspectiva para observar el lugar del hecho, lo que posibilita investigaciones objetivas que permiten esclarecer la transgresión, a través de la obtención de elementos válidos procesalmente, más allá del testimonio de testigos. "Saber ver con los ojos y con la razón y mirar a través de los instrumentos de última generación, constituirá la clave fundamental de los investigadores criminales". Para Moreno González, el método inductivo y el método deductivo constituyen los dos procedimientos que más frecuentemente emplea la Criminalística. El primero, porque al estudiar un hecho particular y controlar todas sus variables se llega a establecer una ley general del conocimiento (de lo general a lo particular); el segundo se utiliza para interpretar hechos particulares a través de una ley general establecida y derivada de hechos similares al del objeto de estudio. [13,14]

Es destacable la frecuente insatisfacción actual con respecto a la precisión y confiabilidad de algunos dictámenes periciales por presunta mala praxis profesional o deficiencias en la aplicación del método científico en la asistencia pericial, que torna crítica la condición de experto en determinada rama de las ciencias y especialidades que intervienen en la investigación, así como la progresiva aplicación de la práctica pericial del ejercicio médico, que multiplica la demanda de este recurso. [15, 16]

Esta ocasional carencia de integración puede ser consecuencia de la falta de la visión holística del médico legista y de los criminalistas que deben incorporar la integración de competencias en los disímiles escenarios en que se desenvuelven; múltiples circunstancias rigen estas condiciones, por ello el perito médico debe poseer una herramienta que le proporcione un manejo general, que permita aplicar las alternativas posibles en función de la investigación criminal, aportándole a esta la mayor cantidad de elementos que minimicen las posibilidades de error, no solo en la apreciación del hecho con vistas a aplicar técnicas posteriormente, sino que con un pensamiento futurista posibilite llegar a reducir el número de sospechosos sin influencia de intuiciones precoces que vicien el proceso investigativo y conduzcan inexorablemente al error jurídico. [17,18]

El desarrollo de la Criminalística en Cuba es significativo, la Medicina Legal debe asumir ese reto y plantearse la necesidad imperiosa de mejoras estratégicas con nuevos enfoques metodológicos en las investigaciones periciales, en función de elevar la calidad de sus pericias y específicamente del Homicidio, por ser uno de los delitos que más daña a la sociedad; como consecuencia, se busca comprender, perfeccionar y diseñar mecanismos para homogenizar la práctica pericial, todo esto apoyado en una corriente de pensamiento conocida como Medicina Basada en Evidencias (MBE) que propugna integrar la práctica forense con los mejores resultados de la investigación sistemática. [19] Esto constituye un elemento que direcciona a la investigación pericial hacia la calidad, cualidad principal para lograr efectividad en el cliente, teniendo en cuenta que tanto la Criminalística como la Medicina Legal pertenecen a la esfera de los servicios y que la investigación pericial por ser un proceso puede gestionarse.

Cuba realiza ingentes esfuerzos en el trabajo investigativo sin discriminar posiciones sociales o rangos, dispone de los recursos necesarios a pesar de que los mismos tienen un alto valor en el mercado mundial; pero no cuenta con un procedimiento pericial integrador útil para estandarizar el trabajo del médico legista. Existen algunos precedentes locales aún insuficientes en tratar de lograr este objetivo, como son las normas de la Medicina Legal elaboradas por el Grupo Nacional. La necesidad de elaborar los procedimientos periciales está determinada por:

- Diferencias en la aplicación de los procedimientos periciales entre regiones.
- Deficiencias en los conocimientos de los procedimientos periciales en función de investigaciones criminales y del Homicidio específicamente.
- Desconocimiento de la aplicación de técnicas forenses a partir de procedimientos periciales de los implicados en el proceso.
- Carencia de interdisciplinariedad en las investigaciones periciales en función de la investigación del Homicidio.
- No se cuenta con estándares de calidad del trabajo pericial.
- Necesidad de la determinación de criterios de Buenas Prácticas Periciales (BPP).
- No existe estructura de las "Ciencias Forenses".
- Insatisfacción de los clientes por falta de objetividad de las pericias.

Por lo antes expuesto se plantea como *problema científico* a resolver el siguiente: No se cuenta con un procedimiento pericial con enfoque integrador desde la perspectiva de la asistencia médico-legal, que permita elevar la calidad de las investigaciones del homicidio en el contexto cubano actual, e interrelacione los conocimientos de las ciencias, especialidades y disciplinas que intervienen en la investigación de este delito, que cumpla con las exigencias de la sociedad, dé respuesta eficaz a su enfrentamiento y eleve las competencias de los que actúan en las investigaciones con el fin de darle solución.

Para dar respuesta al problema planteado se propone la siguiente *hipótesis*: Si se dispone del diseño de un procedimiento pericial integrador estructurado adecuadamente, constituido por los elementos necesarios de las principales ciencias, especialidades y disciplinas que intervienen directamente en la investigación del homicidio, permitirá enfrentar los hechos con la calidad que requiere esta tipicidad delictiva, y aportará interdisciplinariedad e intersectorialidad a los procesos investigativos.

Con el propósito de dar cumplimiento a la investigación se trazan los objetivos siguientes:

El *objetivo general* es:

- Diseñar un procedimiento pericial con enfoque integrador para elevar la calidad de la investigación de los Homicidios en el contexto cubano actual.

Como *objetivos específicos* se plantean:

1. Fundamentar el sustento teórico de las investigaciones periciales integrales.
2. Diagnosticar el estado de los procedimientos periciales en las actuales investigaciones de Homicidios.
3. Determinar los núcleos esenciales que deben estar presentes en el procedimiento pericial de Homicidios en el contexto cubano.
4. Evaluar el procedimiento pericial propuesto a través de la selección y el criterio de expertos.

Se considera como *novedad científica* el propio procedimiento pericial para la investigación del Homicidio en el contexto cubano actual, diseñado con enfoque de proceso, que brinda desde la perspectiva pericial una secuencia coherente y eficaz para la investigación de estos hechos, provee a la investigación criminal de los elementos necesarios para el esclarecimiento eficaz de estos delitos, a la vez que eleva su calidad, y posee la capacidad de automejora interdisciplinaria e intersectorial.

Como *elementos novedosos* se declaran los siguientes: el procedimiento de diagnóstico diseñado, el análisis del valor de los procesos (análisis crítico), el análisis de brecha, la aplicación de Gráficos de Tres Generaciones, el diagrama SIPOC y la determinación del Coeficiente de Kirkpatric, de las cuales no se han encontrado referencias de aplicación anterior a este tipo de investigación.

El *valor metodológico* de esta investigación se fundamenta en la propuesta de un procedimiento pericial integrador para las investigaciones del homicidio en el contexto cubano, que incluye las técnicas necesarias para lograrlo de forma clara, sencilla y flexible, a la vez que aporta datos e información de calidad desde el inicio de la investigación en el lugar del hecho, con enfoque de proceso.

La aplicación eficaz del procedimiento con enfoque pericial y criterio científico en las investigaciones del homicidio proporciona a peritos e investigadores los elementos para que, desde el inicio de la investigación pericial, se comiencen a captar datos e información pública y operativa, y procesarlos para el esclarecimiento del hecho; lo cual constituye aquí el *valor práctico* de la investigación.

Se confiere el *valor social* a dos aspectos fundamentalmente: el primero, al mejoramiento de la investigación pericial y de su calidad en los procesos penales que involucra al homicidio, y el segundo a que posibilita una formación integral y de amplio espectro para el desarrollo de las competencias de los participantes en el proceso, sobre todo del médico legista, y logra la pertinencia que demanda el modelo social cubano al esclarecer los hechos y restituir el acto quebrantado.

La necesidad de perfeccionar los diseños curriculares en las especialidades de Medicina Legal y Criminalística para ampliar los campos queda demostrada y le confieren a la investigación el *valor educativo.*

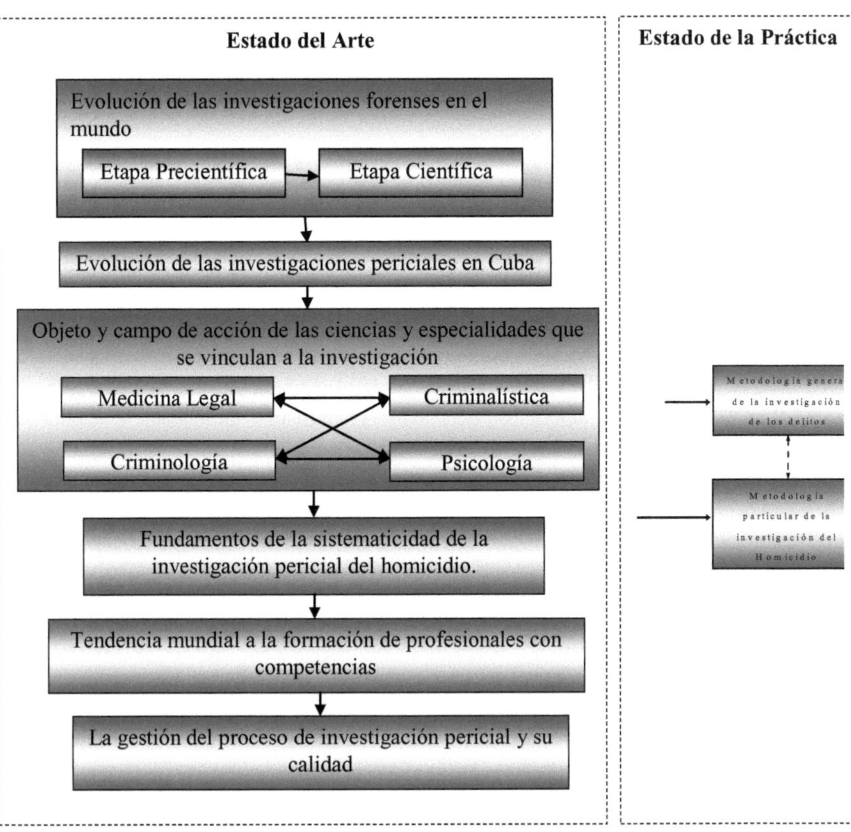

CAPÍTULO 1. MARCO TEÓRICO REFERENCIAL DE LA INVESTIGACIÓN

En este capítulo se construyen las bases teóricas de la investigación a través del estudio bibliográfico del estado del arte y del estado de la práctica a partir de la consulta de autores clásicos, tanto nacionales como extranjeros, de la bibliografía especializada publicada sobre la temática y de las normativas vigentes. Con este fin se muestra el hilo conductor para la construcción del marco teórico en la Figura 1.1.

1.1 Evolución de las investigaciones forenses en el mundo

Desde sus inicios la investigación del delito ha debido pasar por ineludibles cambios dictados por el nivel de desarrollo y cultura que han adquirido las sociedades y por el afianzamiento de la investigación científica, de cuyos métodos se nutren las mismas.

En el clásico imprescindible, *El Siglo de la Investigación Criminal,* [20] se recoge la información del surgimiento y evolución de las ciencias y especialidades de las investigaciones de los delitos, lo que es corroborado por otros autores con solo pequeños ajustes en relación con algunas fechas, pero sin ninguna contradicción significativa.

En Francia, Vidoc crea las bases de La Sureté en 1810; en 1823 Purkinje desarrolla un estudio sobre la dosología y el órgano cutáneo; en 1829 se crea en la calle Henry Fielding, de Bow, un agrupamiento de investigación; en 1833 nace el primer antecedente de la antropometría o fotografía forense con Bertillon y el famosísimo "bertillonaje"; en 1842 se funda Scotland Yard y William Heschel en la India comienza su estudio sobre identificación, y establece una manera de impresión dactilar; en 1893 Hans Gross, una personalidad en la ciencia, presenta su *Manual del Juez* y se refiere ya a la Criminalística, como a una ciencia específica y le da este nombre, lo que muestra un desarrollo y grandes avances en el siglo XIX, [21] y se puede señalar como una primera etapa. Ya en el siglo XX se consolidan las bases establecidas y se desarrollan de forma significativa, sobre todo en el hemisferio occidental, donde se encuentra el nuevo poder económico y científico-técnico asociado a las ciencias particulares y especialidades de la investigación, creándose las bases para su ampliación. En 1910, Locard[22] funda el primer laboratorio de criminalística; en 1914, en México, Abreu Gómez organiza el primer centro dactiloscópico; este período se considera como una segunda etapa de desarrollo. Algunos autores refieren una etapa más, la tercera, la cual estaría asociada al desarrollo científico-técnico, la cual no se aborda en esta investigación pues sus mayores avances son: la creación del Buró Federal de Investigaciones (FBI) en los Estados Unidos de Norteamérica. [23, 24] (Anexo 1)

En síntesis, la evolución histórica evidencia desde el surgimiento de cada ciencia y especialidad cómo se integran los descubrimientos, conocimientos y aportes a la investigación científica de los delitos. Se aprecia la interrelación de las ciencias particulares; nunca el desarrollo ha sido exclusivo de una de ellas en particular, sino una cadena de hechos que evidencian causas y efectos interdisciplinarios en el propio desarrollo histórico.

Los autores coinciden en que se diferencian dos etapas históricas-cronológicas. Una inicial denominada "Etapa Precientífica", que abarca fundamentalmente el siglo XIX, con la profunda revolución que desarrollan los positivistas italianos Lambroso, Ferri y Garófalo, que da paso a la segunda etapa y actual del proceso de investigación, a la que se le llama "Etapa Científica" donde aparecen organizaciones integradas por multitud de personas, equipamiento y medios especializados en diversas técnicas, formando equipos de trabajo facultados para la lucha contra el delito, a través de pruebas con rigor científico, sobre todo Físico-Naturales, para la Investigación del Delito. La génesis histórica de la Criminalística puede aseverarse que está muy vinculada a la historia de la identificación indubitada de personas vivas, de cadáveres, de objetos o animales utilizados por el hombre en la comisión del delito o de sustancias encontradas en el lugar del crimen como evidencias, o sobre la víctima y el victimario. [25, 26, 27]

1.1.1 Etapa Precientífica

Durante este período no hay evidencias de una agrupación estructurada para la investigación del crimen, sino que las organizaciones policiales se dedican a mantener el orden y a proteger a las élites del poder al que se subordinan. Actúan con el empleo de la fuerza bruta, la técnica policial es inexistente, se utilizan métodos de tortura, de delación, de superstición, etc.

En la Edad Media y Moderna principalmente médicos y jueces son los que inician la búsqueda de recursos técnicos en la investigación. Varignara en el siglo XII practica la primera autopsia para la comprobación de un envenenamiento; Ambrosius Pare escribe sobre las heridas con diversas clases de muerte violenta. El juez Antonio María Caspi publica en 1643 el libro titulado *El Juez Criminalista*, con interesantes recomendaciones acerca de cómo presenciar el lugar del crimen, cómo observar y analizar las huellas de pisadas, bastones y picas, y las prácticas del interrogatorio observando las reacciones del sospechoso. Los métodos a emplear son violentos y la búsqueda de información se matiza por la recompensa en el orden económico y material; no muestran pensamiento lógico dirigido a lograr sostenibilidad alguna en las investigaciones y menos aún tendencia a organizar el trabajo.

El incremento significativo del delito, su nivel de organización e impunidad, así como la corrupción en todas las esferas sociales constituyen algunos factores que ceden paso a la etapa científica de la investigación de los delitos que es, sin lugar a duda, el siglo XIX.

1.1.2 Etapa Científica

La investigación criminal comienza como tal en el siglo XIX, es el período donde la Policía se hace consciente de la necesidad de la organización de la actividad policial profesional. En este período se distinguen dos fases:

1) Intuitiva: Es un arte de la investigación policial, ya que influye en la investigación del instinto sobre el razonamiento, y es a su vez espontánea, sin método y sin sujetarse a normas o reglas establecidas.
2) Psicológica o Reflexiva: Donde el sistema investigativo evoluciona, se estudian con lógica los hechos, se observa, se deduce, dando espacio a la "Criminalística".

La lucha contra la criminalidad ya no es factible con métodos antiguos, es necesario crear una organización que supere en procedimientos y elementos a los utilizados por la delincuencia. Es un período donde se destacan los avances tecnológicos para la lucha contra el delito, lo que permite un mayor enfrentamiento y esclarecimiento de los hechos de rango delictivo. Lo más destacable de esta época es que las investigaciones de crimen se realiza generalmente por grupos de personas designadas; la aclaración de un delito que se realiza por equipos de personas y laboratorios, coordinadamente, con personal científico y especializado, donde se integran los conocimientos y habilidades de cada uno de sus representantes, lo cual permite lograr calidad de las pericias acorde a los adelantos de la época.

Lo anterior justifica el rol que desempeñan las ciencias y especialidades de la investigación en este fenómeno y por tanto su función investigativa está presente en todo momento, por ello estas ciencias se integran como sistemas multidisciplinarios de las diversas especialidades. Abarcar todo el conocimiento científico necesario y cumplir su objeto de ciencia no es tarea sencilla, de tal modo existen en la literatura foránea disímiles definiciones que se conocen como Ciencias Forenses y tienen como base el Foro en la antigua Roma; este término es utilizado por el Derecho anglosajón, por lo tanto no está acorde a los principios del Derecho en Cuba. Hans Gross define a las Ciencias Forenses como "el conjunto de teorías que se refieren al esclarecimiento de los casos criminales"; [(28)] Rodríguez Regalado expresa que "Ciencia Forense, es la aplicación de prácticas científicas dentro del proceso legal. ¿Qué significa esto? Básicamente, que la *Ciencia Forense* es un conjunto de ciencias que la ley usa para atrapar a un criminal, ya sea física, química, matemática, y muchas más". [(29)]

1.2 Evolución de las investigaciones periciales en Cuba

En Cuba, el desarrollo de las ciencias y especialidades de la investigación desde su inicio se concentra en la Criminalística y la Medicina Legal principalmente; la primera como derivación de la evolución histórica de la policía; el desarrollo de las leyes y la creación de sus protectores datan del mismo tiempo que las normas morales. Este desarrollo muestra características distintivas a través de las acciones que se evidencian en el Anexo 2, destacándose que todas ellas están asociadas y se corresponden a los estamentos de cada época social, considerándose momentos significativos como:

- En la colonia: comienzan a emplearse diferentes métodos para lograr la identificación de aquellas personas que violen el orden existente, los indicios de la investigación criminal y de la Criminalística en Cuba pueden ubicarse alrededor de la mitad del siglo XIX, en la República en Armas se crean estructuras legislativas, el Prebostazgo; [(30)] surge la Criminalística al crear la documentología y el archivo fotográfico de penados y reclusos sancionados, la enseñanza de la Medicina Legal comenzó en La Habana en 1838 [(31)] y los registros dactiloscópicos contribuyen en la colonia y en la pseudorrepública a la identificación de cadáveres, [(30)] perfeccionándose después de 1959.
- En la pseudorrepública: en 1902, se establece en La Habana el primer laboratorio criminalístico (Laboratorio de la Isla de Cuba) con tres secciones de trabajo; Del Castillo y Benítez desarrollan la hematología forense; se crea el Gabinete Nacional de Identificación (GNI) en La Habana; Gonzalo Iturrioz, cubano, utilizó por primera vez parafina como medio para extraer productos derivados de la deflagración de la pólvora, y se celebra en La Habana el Primer Congreso de Medicina Legal, Odontología Legal y Criminología.
- Después del triunfo de la Revolución: se crea el primer Instituto de Medicina Legal de La Habana, [(31)] y ya en 1963 se instaura el Laboratorio Central de Criminalística en la capital del país.

El marco epistemológico de la investigación pericial en Cuba, caracterizado por la propia evolución histórica de las ciencias y especialidades que intervienen en la investigación de los delitos, se hace evidente desde su surgimiento, donde a través de los descubrimientos de la ciencia y la técnica se engranan, auxiliándose uno del otro para otorgarle valor científico a los Medios de Prueba; en la actualidad, a pesar del tiempo transcurrido, persisten los sustentos teóricos que justifican plenamente la investigación pericial de los Homicidios con enfoque integrador. El desarrollo futuro en Cuba plantea la necesidad imperiosa de modificar la estrategia del perfeccionamiento, emplear nuevos enfoques metodológicos e introducir nuevas formas de procedimientos en las investigaciones periciales y específicamente del homicidio.

1.5 Objeto y campo de acción de las ciencias y especialidades que se vinculan a la investigación

En los enunciados de las leyes científicas generales se reconocen vínculos entre las diversas ciencias, considerándose que estas analogías son responsables de gran parte del progreso actual en varios campos de investigación especializados donde actualmente pueden concomitar ciencias, especialidades y disciplinas cuyo objeto de estudio tengan un fin común y cada una, desde sus particularidades, aporte elementos útiles necesarios.

En el alcance de este trabajo se considera que deben agruparse para la investigación pericial del Homicidio a: la Medicina Legal, la Criminalística, la Psicología Forense y la Criminología Clínica (parte aplicada). Esta agrupación tiene como objetivo principal la integración de conocimientos en el amplio campo de estudio que constituye una investigación de Homicidio y que es directamente proporcional al necesario logro de la calidad del proceso investigativo, destacando que hoy día la relación entre teoría y práctica es importante para el avance de la ciencia, como lo era en la época de Galileo. [32]

1.3.1 La Medicina Legal

Para lograr la preparación que exige la vida profesional en Cuba, en 1971 se crea el sistema para la formación de especialistas de Medicina Legal, mediante el programa del régimen de las residencias médicas, que ya ha transitado por un sistemático perfeccionamiento por cuatro programas diferentes, cada uno de ellos adaptado a los necesarios cambios que genera la aparición del nuevo conocimiento y el desarrollo de las ciencias en general, a lo que no son ajenas las ciencias forenses.

La Medicina Legal es, dentro de las Ciencias Médicas, la especialidad que transita entre los conocimientos médicos y la administración de justicia; la escuela cubana plantea que consiste en la aplicación de los conocimientos médicos y sus ciencias auxiliares en la investigación, interpretación y desenvolvimiento de la justicia social; precisamente es el nexo entre la medicina y la administración de justicia. Surge de la Criminalística en el siglo XVIII por la necesidad de resolver los problemas forenses relacionados con cadáveres y cuestiones médicas donde la actuación de especialistas en medicina resulta imprescindible, y el desconocimiento de los peritos criminalistas de estos temas atenta de forma marcada contra el éxito de las investigaciones criminales y su calidad.

El ejercicio de la Medicina Legal, desempeñado por médicos que de forma empírica aplican sus conocimientos en auxilio de la justicia, implica serios desafíos pues el ejercicio de esta especialidad no solo demanda conocimientos médicos, también necesita auxiliarse de otras ciencias para realizar la pericia. Por esto la escuela cubana de Medicina Legal reconoce tres características determinantes: (33)

- Proteica y polimorfa en su constitución.
- Heterogénea en sus propósitos concretos.
- No tiene como fin curar enfermos.

La primera característica marca la necesidad de que los médicos legistas dominen aspectos fundamentales de otras ciencias que se relacionan directamente con el ejercicio de la Medicina Legal, como Criminalística, Física, Química, Mecánica, Fotografía, Computación, etc. La segunda aborda el resultado de las pericias de Medicina Legal, las cuales establecen de forma clara el carácter multidisciplinario del trabajo del legista ya que no solo resultan de interés los fallecidos de muerte violenta o sospechosa de criminalidad, sino que todo lo relacionado con este tipo de hecho tiene el mismo interés, por ejemplo: una huella de fractura de una puerta, una huella de frenaje, una mancha de sangre, un arma de fuego, un arma blanca, etc. La tercera característica traza la línea de trabajo de la Medicina Legal, la misma no se relaciona directamente con el paciente sino con la administración de justicia, esta es la razón por la cual en muchos países del mundo la Medicina Legal no se subordina a la Salud Pública sino al Ministerio de Justicia, Procuraduría o Ministerio del Interior. El autor considera que es preciso valorar que la Medicina Legal en Cuba esté subordinada a una esfera que pertenezca a la administración de justicia toda vez que el objeto de su estudio se proyecta en la imparcialidad de sus dictámenes.

El médico legista rebasa el aspecto de los conocimientos del médico común y debe penetrar forzosamente en el terreno jurídico, en las relaciones que las leyes pueden tener con la vida del individuo en sociedad. El legista es el médico de la justicia, un auxiliar imprescindible de ésta. Actualmente la Medicina y el Derecho acompañan al hombre desde su estado embrionario hasta después de su muerte, así se prestan auxilios mutuos, y estudian conjuntamente el modo de garantizar eficazmente los derechos individuales y sociales. De esta manera la Medicina Legal tiene un amplio marco de actuación en la esfera penal, civil y laboral de la administración de justicia. En la jerarquía de las especialidades médicas, el legista ocupa un lugar prominente, dado que sus conocimientos resultan de la afluencia de numerosas disciplinas científicas, y porque su función en la sociedad está más allá de la conservación de la vida física de sus semejantes, justificado por la destreza profesional adquirida por el especialista para la investigación, análisis, identificación y resolución, de las cuestiones médico-legales planteadas. [34, 35, 36, 37]

La Medicina Legal cubana tiene características distintivas entre otras del mundo, incluyendo algunos países desarrollados, porque las investigaciones no distinguen rango de personas, *status* social, ni poder adquisitivo; todas sus prácticas periciales son equitativas, la profundidad y recursos técnicos, aunque limitados, se aplican por igual a todas aquellas acciones delictivas donde se soliciten los servicios médico-legales.

1.3.2 La Criminalística

La Criminalística como ciencia, descansa sobre los medios y métodos especiales para el descubrimiento, recolección, análisis, investigación y apreciación de las pruebas con el fin de esclarecer las manifestaciones delictivas; estudia procesos, regularidades, fenómenos y hechos con criterio jurídico, y se encarga del descubrimiento de los autores de tales hechos y la determinación del valor probatorio de determinadas huellas mediante el análisis integral del suceso para la obtención del esclarecimiento del delito [38, 39]. También se considera como la ciencia que sobre la base de las leyes de las ciencias técnicas, naturales y del surgimiento de la prueba, elabora los medios y métodos técnicos, así como de los procedimientos táctico-metodológicos para el descubrimiento, recolección, investigación y valoración de huellas e indicios que se utilizan en el marco de las leyes procesales para el descubrimiento, investigación y prevención de los delitos. [38, 40]

La Criminalística, como raíz de las ciencias y especialidades de la investigación, aporta un conjunto heterogéneo de conocimientos tomados de otras ciencias y utilizables en la investigación de los delitos, e incorpora avances científicos que son de vital importancia para su descubrimiento y verificación científica, [41,42] con vistas a determinar las circunstancias basadas en huellas y evidencias; la Medicina Legal aporta los conocimientos médicos para la determinación de las causas de la muerte o lesiones violentas que surgen como consecuencia de una actividad delictiva. En relación con la Criminalística, sus aportes técnicos y científicos a partir de los lugares de los hechos, presuntamente, son de crucial valor para los procesos judiciales que van desde la confrontación de una firma o huella digital, hasta la reconstrucción de hechos que también se basa en huellas e indicios. Esta acción de instrucción es regulada por la Táctica Criminalística denominándose Inspección del Lugar del Hecho, en Cuba establecida por la Ley de Procedimiento Penal (LPP), Título III del Libro Segundo, Capítulo I, artículos 125 al 132. [43]

En el mundo contemporáneo, este tipo de investigación se debe entender como una tarea sistemática de carácter social que se construye sobre la base de conocimientos acumulados y que debe estar al servicio de la búsqueda de la verdad; lo que implica que la investigación pericial es una manera organizada y sistemática de trabajar con un propósito determinado: obtener conocimientos referentes a un conjunto de aspectos o de hechos. [(44)]

El objeto de la Criminalística es el estudio y conocimiento de las leyes y procesos del surgimiento de las pruebas, su recolección, investigación y utilización, para la lucha contra todo tipo de actividad delictiva, infractora, negligente y antisocial, así como la implementación de métodos específicos para el logro de dichos fines y de sistemas de recomendaciones para su prevención, [(45)] lo cual se enfatiza en el contexto cubano. La Criminalística se apoya en datos estadísticos actuales para establecer pronósticos de posibles hechos delictivos; de este modo contribuye al perfeccionamiento de medidas de prevención social. [(46)]

Hernández de la Torre plantea, que el concepto de Criminalística tiene tres funciones como ciencia: [(47)]

- La *función perceptiva:* abarca el proceso de estudio y conocimiento de las leyes de las ciencias técnicas y naturales y de las leyes del surgimiento de la prueba, las que son tomadas para cumplir sus objetivos.
- La *función constructiva:* se relaciona con la determinación y mejora basada en el conocimiento de las leyes, de medios y métodos, para descubrir, recolectar, investigar y valorar las huellas e indicios.
- La *función comunicativa:* está dirigida a la acumulación, conservación, difusión y transmisión de los conocimientos.

La Criminalística, tanto en Cuba como en otros países, utiliza métodos de la investigación científica que consisten en la observación, descripción, medición, comparación y experimentación, y tiene métodos particulares como la planimetría forense, trazología, fotografía y fílmica, técnicas para identificación, entre otras. Erróneamente se plantea que la Criminalística es una disciplina auxiliar del Derecho Penal y que sin este carece de valor; pues el desarrollo sostenido de su carácter de ciencia, su objeto de estudio, su marco epistemológico y la base de datos teóricos acumulados a través de los años, le otorgan tal categoría; sin embargo en la actualidad, se relaciona con otras ciencias que influyen no solo en la solución de problemas de orden teórico sino en el práctico, como el Derecho Penal, la Criminología, la Victimología, el Derecho Procesal Penal, entre otras. [(48)]

En la práctica foránea resulta común separar las especialidades criminalísticas en: de Campo y de Laboratorio. La primera se utiliza para especificar al perito del lugar del hecho y, la segunda se refiere a las especialidades que hacen sus pericias en los laboratorios para la posterior determinación de los elementos periciales que remiten a éste los Instructores, Investigadores, o Peritos de Campo, principalmente huellas e indicios. La etapa posterior de la investigación pericial es la toma de muestras con fines de comparación, la aplicación de la técnica en función de la identificación criminalística.

1.3.2.1 Metodología General de la investigación de los delitos

Cada delito se investiga con técnicas y procedimientos diferentes, ya que para su tipificación individual, el Código Penal cubano exige el establecimiento de determinados elementos, a los que el Perito Criminalista durante la Inspección del Lugar de los Hechos deberá prestar especial atención. Cada delito es único e irrepetible, por lo que difiere en cuanto a su forma de comisión de los de igual tipo; sin embargo, cada delito posee además de sus síntomas individuales, algunos rasgos generales, repetibles en otros; de ahí que se elabore en Cuba un documento denominado "Metodología General para la investigación de cualquier delito", así como Metodologías Particulares para cada tipo de delito en específico, las que contribuyen a la formación de especialistas. Algunos aspectos de la Metodología General se señalan en las etapas de investigación general de los delitos en Cuba, las cuales se clasifican en:

1. Etapa previa.
2. Etapa posterior.
3. Etapa conclusiva.

La metodología general editada señala que los Principios Generales de actuación durante el Primer Ataque permiten establecer los siguientes aspectos:

- ¿Qué ha ocurrido: un hecho delictivo real, un hecho simulado, un accidente, un suicidio o una muerte patológica?
- ¿Quién es la víctima?
- ¿Quién es el autor (quiénes son los autores)?
- ¿Cuál es el móvil?
- ¿Dónde y cuándo se cometió el delito?
- ¿Con qué medios y de qué modo se cometió el delito?
- Daños ocasionados por el delito cometido.

En la primera etapa de la investigación se ejecutan las Acciones de Instrucción previas:

- Inspección del Lugar de los Hechos.
- Interrogatorio a testigos, víctimas y acusados.
- Disposición de peritajes.

Los resultados de las Acciones de Instrucción previas pueden ser los siguientes:

- Esclarecimiento del hecho y capturado (s) el (los) autor (es).
- Esclarecimiento del hecho y no capturado (s) el (los) autor (es).
- No esclarecimiento del hecho.
- No existencia de delito.

En la segunda etapa de la investigación se incluyen las siguientes acciones:

- Elaboración de Versiones.
- Planificación de la Investigación.
- Realización de Acciones de Instrucción Posteriores.

Las Versiones son las suposiciones que se elaboran sobre un hecho, teniendo en cuenta los elementos objetivos y subjetivos obtenidos durante la ejecución de Diligencias, Medidas y Acciones de Instrucción. El resultado de la etapa conclusiva se resume en los siguientes documentos:

- Resultados de la Inspección del Lugar de los Hechos.
- Declaraciones de testigos, víctimas y sospechosos.
- Opiniones de Peritos y otros especialistas.
- Informaciones aportadas por organismos, organizaciones e instituciones.
- Resultados de otras Acciones de Instrucción.

El autor considera destacable y meritoria la confección y edición del documento señalado para homogeneizar la investigación de los delitos en el país, pero si se requiere ir a la par de la ciencia y técnica en el mundo, se aprecia que esta metodología no permite la gestión del proceso de investigación pericial pues no cuenta con los elementos organizativos y de gestión necesarios para ello; menciona pero no muestra los principios que la ampara y no establece requisitos a cumplir en el proceso ni productos resultantes, aunque contenga la aplicación de la herramienta 5W y 2H nombrándolas como aspectos.

1.3.3 La Criminología

El término Criminología se emplea por primera vez a fines de 1883 por el antropólogo forense Pablo Topinnard, quien la define como una ciencia que estudia el delito y su surgimiento; Pérez González describe la definición de Hilda Marchori, psicóloga y criminóloga contemporánea que la considera una disciplina científica multidisciplinaria, que tiene como objetivo el estudio y análisis del delito, de la pena, delincuente, víctima, criminalidad y reacciones sociales, institucionales, culturales y económicas a los fines de la explicación, asistencia y prevención de los hechos de violencia.[49] La Criminología también se define como la ciencia independiente de perfil jurídico y forense que estudia el delito de tres maneras diferentes: (a) explica su origen y desarrollo dentro de la sociedad en que se produce, (b) estudia los modelos de comportamiento humano que la ley humana describe como delitos, así como las sanciones aplicadas, y (c) indaga en las circunstancias temporales, espaciales, instrumentales y personales. [50, 51, 52]

La incorporación del método empírico al estudio de las Ciencias Sociales en el siglo XIX permite el nacimiento de un pensamiento científico criminológico que trata de dar explicación a la criminalidad a través del hombre delincuente, por lo que su proyección legitimadora del *status quo* abre paso a los postulados de la Escuela Positivista del Derecho Penal basada en la defensa social. [53]

En entrevista con la Dra C González Rodríguez señala que la Criminología es una ciencia independiente de perfil social, que pertenece a las Ciencias Forenses, lo cual se justifica por el aporte a la ejecución de la justicia, y que es indispensable porque ofrece características sociológicas del individuo, características ejecutivas y etiológicas del delito como hecho en contexto, características del modo y órgano de ejecución del delito.

El autor coincide con el criterio anterior y agrega que la investigación pericial traza pautas determinantes, pues ofrece elementos criminógenos del delito desde la perspectiva de un análisis pericial del medio en que interactúan la víctima y el victimario; sin embargo, la intervención pericial Criminalística y de Medicina Legal tienen visión individual del delito, razón por la cual solo se hace referencia en este trabajo a la Criminología Clínica, cuyo objeto de investigación es valorativo: trata sobre un individuo que comete una conducta desviada socialmente y que puede o no estar tipificada como delito. Se deriva de un proceso sistemático de recolección y análisis de perfil individual, construye como un enunciado que integra el problema investigado, su factor causal o de riesgo, las evidencias de dicho problema y la fundamentación teórica que lo respalde; lo anterior justifica la necesidad de aplicar en las investigaciones del Homicidio el conocimiento criminológico clínico. En Cuba existe la necesidad de integrar esta ciencia en el enfrentamiento, pues aporta explicación de situación operativa específica de un territorio, permite la elaboración de perfiles geográficos y criminales, reconstrucciones psicodinámicas de los hechos y posibilita, además, la evaluación para modelar a la delincuencia antes de que esta actúe y de esta manera el equipo de investigación se adelante a la nueva situación.

La premisa es que la conducta humana está condicionada por múltiples factores biológicos, psicológicos y sociales. Es preciso averiguar en cada caso, cuáles de estas circunstancias hacen que la persona cometa un delito. Dentro de los métodos se tienen:

1. Entendimiento directo con el delincuente.
2. Examen médico.
3. Exámenes psicológicos para obtener datos sobre la personalidad del individuo.
4. Encuesta social a través de la cual el trabajador social investiga el medio en que se desarrolló la persona.

El trabajo clínico debe ser interdisciplinario, en términos generales se ha vinculado con el funcionamiento de las investigaciones criminales y periciales a través del trabajo en equipo, aportando conocimientos específicos desde el inicio de la investigación de cada caso sobre todo si se tratase de un Homicidio. Este trabajo da respuesta a las posibles características del individuo, su *modus operandi*, experiencia delincuencial y móvil del hecho, entre otros.

El autor considera que esta laguna en la investigación pericial actual repercute de manera negativa en las investigaciones del Homicidio; dicha debilidad en la estructura de la investigación de este delito provoca que empíricamente y no por formación académica médicos, psicólogos y psiquiatras desempeñen esta actividad en escenarios de acción adversos donde la sociedad cubana demanda calidad en las investigaciones para lograr el impacto deseado desde una perspectiva social en función del enfrentamiento del delito. [(54)]

Los métodos más frecuentes a utilizar en el estudio criminológico, son:

1) La revisión y estudio del expediente jurídico.

2) El examen y análisis de los diversos informes.

3) La observación de sujeto, directa e indirecta.

4) La entrevista.

5) La historia clínica criminológica.

6) Visita al lugar de los hechos.

La Criminología, como toda ciencia, expresa en su objeto social su carácter multidisciplinario, pues estudia aquellos factores que inciden en el fenómeno criminal, y trata de dirigir científicamente la acción social sobre la base de su conocimiento, esto hace que inevitablemente tenga que interactuar con diversos factores en determinados niveles que se manifiestan dialécticamente, y por ende demandará de la articulación con otras ciencias que estudian desde su perspectiva el delito, y estas a su vez por sí solas con sus métodos no pueden alcanzar el objetivo criminológico. (55)

El autor considera que en Cuba se debe hacer un uso óptimo de la maestría en Criminología; esto posibilitará la formación de profesionales competentes, relacionados directamente con el perfil de la investigación y capaces de aportar información para abreviar el tiempo de esclarecimiento, lo cual redundará en la calidad del proceso.

1.3.4 La Psicología Forense

Los antecedentes de la Psicología del Testimonio se remontan al origen del Derecho. Así, se encuentran referentes a la importancia de los testimonios, el procedimiento para su obtención y su papel en la indagación de la verdad en textos griegos y romanos. La Psicología Forense no es una ciencia nueva, sus antecedentes están en los siglos XVII y XVIII, en tratados de Psiquiatría legal y Criminología, pero como ciencia moderna, en Europa tiene sus orígenes entre mediados del siglo XIX y principios del XX, de la mano del italiano C. Lombroso. (56)

La Psicología Forense es una disciplina de la Psicología Jurídica que constituye una ciencia independiente del Derecho. Así la Psicología Jurídica comprende el estudio, explicación, promoción, evaluación, prevención y en su caso, asesoramiento y/o tratamiento de aquellos fenómenos psicológicos, conductuales y relacionales que inciden en el comportamiento legal de las personas, mediante la utilización de métodos propios de la psicología y cubriendo por lo tanto distintos ámbitos y niveles de estudio e intervención; mientras la Psicología Forense, según criterios del psicólogo Urra (1993) (57) es "la ciencia que enseña la aplicación de todas las ramas y saberes de la psicología ante las preguntas de la justicia, y coopera en todo momento con la Administración de Justicia, actuando en el foro (tribunal), mejorando el ejercicio del Derecho". (58)

La Psicología Forense abarca dos grandes áreas estrechamente relacionadas: exactitud y credibilidad. Primero: trata de los estudios relativos a los factores atencionales, perceptivos y de memoria que influyen en la exactitud de las declaraciones y las identificaciones que realizan los testigos presenciales. Segundo: trata de los factores que brindan confiabilidad, validación de sucesos que pueden ser tomados por el tribunal como prueba. (59)

Según criterios de Pérez González, la Psicología y la Psiquiatría Forense tienen varias tareas periciales en materia penal, que suelen ser necesarias para aclarar el estado mental de víctimas, testigos y victimarios; entre ellas se encuentran: (60)

- Establecer el estado mental del acusado en los momentos de cometer la acción delictiva.
- Determinar la competencia mental para cumplir las obligaciones de testigo, acusador o acusado, en determinado momento del proceso judicial con posterioridad al hecho delictivo.
- Establecer la compatibilidad del régimen penitenciario, con el recluso afectado de trastornos psiquiátricos.
- Definir el estado mental de la víctima en el momento de sufrir la acción delictiva.
- Especificar las secuelas psíquicas de la víctima a consecuencia de determinados delitos.
- Validar la confiabilidad del testimonio o de la competencia para testificar en menores de edad.
- Realizar exámenes relativos a la competencia para testimoniar, y a falsas confesiones y denuncias en adultos.
- Peritar en supuesto estado peligroso por enfermedad mental o toxicomanía, en razón de discernir el régimen de aseguramiento terapéutico o de valorar cambios de este.

La Psicología Forense es la denominación que ha recibido la vertiente aplicada de la psicología jurídica, pero se distingue en su función principal que es la de ofrecer funciones de soporte a las administraciones de justicia. El Psicólogo Forense realiza peritajes psicológicos, función que abarca una gran cantidad de ámbitos específicos en el marco jurídico porque el derecho es multidimensional. El caso más insospechado puede presentar algún problema de prueba susceptible de ser tratado con métodos psicológicos. [61, 62]

El autor considera que la presencia de la prueba pericial del psicólogo forense en la vista del juicio oral es muy efectiva, pues es otro elemento aparte del medio de prueba del dictamen pericial que tiene el Tribunal; el psicólogo aporta medios de conocimiento, que la administración de justicia no debe ignorar en su juicio sobre la credibilidad del testigo, víctima o acusado y que por sí mismo no puede obtener en razón del carácter científico y especializado del hecho.

La evaluación del testimonio no constituye una ciencia exacta, lo cual implica incluir otras pruebas que confirmen o confronten empíricamente la declaración, entre ellas: informes médicos, la confesión del acusado, declaraciones y discriminatorias en relatos de testigos que no se conozcan entre sí, documentación, valoración del estado psicológico y moral, observaciones conductuales, gestos que acompañan a la descripción del acto, historia familiar; lo anterior justifica plenamente el carácter interdisciplinario de las ciencias y especialidades de la investigación. [(63)] El autor considera que para el empleo de técnicas de Psicología Forense aplicadas directamente a la investigación del delito se debe tener en cuenta a otras ciencias como la Criminalística y Policiología. En Cuba la Psicología Forense queda en un espacio reducido a dos posiciones rígidas; (a) como parte de las Comisiones de Peritación Mental cuya función es la peritación psiquiátrica de los imputados de delitos que se someten a procesos penales y, (b) dirigida a la formación profesional de juristas en las Universidades. Esto limita las posibilidades que puede brindar esta disciplina en las investigaciones forenses que demandan cada vez de más objetividad, pues su aplicación en la práctica pericial desde los primeros momentos de la investigación en el lugar del hecho y con el entrenamiento necesario pueden aportar precozmente información para la aproximación al esclarecimiento de la autoría, a la vez que perfila la personalidad del victimario y las características de la víctima que influyeron en que fuera blanco de una agresión tal que la condujera a la muerte; además sería de gran valor para la caracterización de los detenidos que van a ser sometidos a los interrogatorios, ya que pueden aportar los rasgos de la personalidad y con ello orientar este procedimiento eficazmente.

1.6 Fundamentos de la sistematicidad de la investigación pericial del homicidio

La protección penal a una persona se inicia a partir de que el nuevo ser es extraído completamente del claustro materno, con independencia de que no se haya cortado el cordón umbilical, y presente signos de vida, respiración y latidos cardiacos.

Actualmente la problemática de la inseguridad ocupa un lugar preponderante en la comunidad, que exige soluciones rápidas, eficaces e inmediatas, vinculadas con la total insatisfacción de la sociedad respecto a la respuesta que brindan los distintos operadores del sistema de investigación criminal ante la comisión de un delito, muy especialmente en lo que se relaciona con la impunidad de que gozan muchos autores de conductas delictivas. La expansión de nuevas formas delictivas y la organización de la delincuencia marcan un reto para las ciencias y especialidades de la investigación: el de prepararse para actuar e investigar antes de que la delincuencia modele; se trata de tener la capacidad de prever las nuevas tipicidades delictivas a las que es preciso enfrentarse antes que estas se manifiesten. A pesar de ello, la justicia es una cualidad que deben tener los procesos penales, los cuales deben caracterizarse por su transparencia e imparcialidad, así como garantizar que las personas que han cometido delito reciban por parte del sistema jurídico la sanción real, merecida, y cumplan con ella como consecuencia del hecho quebrantado.

El término homicidio deriva etimológicamente del latín: *homo* (hombre) y *caedere* (matar). [(64)] El homicidio, así como las diferentes formas que lo constituyen, es uno de los delitos que más repercute por ser la máxima expresión de la criminalidad; la privación de la vida es la conducta más grave que un ser humano puede adoptar contra un semejante. El Código Penal de la República de Cuba en el Título VIII, "Delitos contra la Vida y la Integridad Corporal", artículo 261, considera como autor de homicidio "al que mate a otro", es decir cuando una persona priva de la vida a otro. [(65)]

Precisamente esta figura delictiva es una de las que más afecta a la sociedad pues se pierde una vida humana y no en escasas ocasiones, una vida joven. Este tipo de investigación no es tarea sencilla; por el contrario requiere un abordaje de alta complejidad que precisa intervenciones técnico-científicas apropiadas e integrales, tanto en el campo de la verificación del hecho delictivo en toda su extensión y cualidades como en la individualización del presunto autor, el conocimiento técnico-científico que aporta la Criminalística como la ciencia principal del campo de las Ciencias Forenses es un ejemplo de lo anterior, razón por la cual de manera creciente se desarrollan cada vez más las ciencias, especialidades y disciplinas que se vinculan a la investigación de este delito y se destacan en su aplicación aquellos países con desarrollo económico significativo ya que los avances en el campo de la técnica, la posibilidad de adquisición de tecnología de punta, entre otros, son aspectos indispensables para sostener pericias forenses de primer nivel que aporten calidad a los dictámenes periciales.

En Cuba para la Medicina Legal la etipología homicida constituye la clasificación a través de la cual se define la muerte intencional de una persona por otra; las cualidades que se establecen para clasificar jurídicamente un hecho como el asesinato son de competencia jurídica, aclarando que los elementos que se aporten en el orden de la investigación criminal y pericial del hecho son los pilares principales en que se apoya el operador de la justicia para justificar su decisión; lo anterior avala plenamente la necesidad de la calidad que deben poseer los medios de prueba una vez que se aportan al expediente por parte de los peritos. La actividad a través de la cual el perito realiza el peritaje se denomina pericia, que además significa "la sabiduría, experiencia y habilidad en una ciencia o arte". Desde el punto de vista investigativo forense constituye una labor investigativa desarrollada por un perito en un proceso judicial que contando con la información necesaria aplica los medios, métodos y procedimientos que le permiten esclarecer los hechos puestos a su consideración. También se define como el modo de proveer a la investigación criminal de conocimientos específicos, con base científica, sobre un producto que se analiza con fines de administrar justicia. (66, 67, 68)

La Dirección de Criminalística establece una metodología particular para la investigación del Homicidio, vigente actualmente en el país. Sobre esta, el autor concibe introducir el procedimiento sin modificar ni proponer cambios en su estructura, pues no constituye una tarea de esta investigación, solo se pretende enfocarla integralmente con la utilización de herramientas de evaluación cualitativa de calidad.

1.4.1 Metodología particular de la investigación del homicidio

En las investigaciones previas se establece en el país (69) que el Instructor (Investigador) entrevista a la persona que se encuentra preservando el lugar de los hechos, para conocer su actuación y obtener toda la información que posee sobre el caso, los testigos, autores, circunstancias, etc. Entre las acciones preliminares que practica al encontrarse un occiso o sus partes, está la inspección de éste y del lugar donde se halla.

Debe determinar el área a inspeccionar, tipo de inspección a realizar, los medios a utilizar, el orden de participación de Médicos Legistas y Peritos Criminalistas que intervendrán en el trabajo a desarrollar en el lugar de los hechos. Con la inspección del occiso se persiguen los siguientes objetivos:

- Esclarecer de inmediato en sus aspectos fundamentales el carácter del acontecimiento.
- Determinar por el médico legista cuál es la causa probable de la muerte, a través de la fijación del estado de los fenómenos cadavéricos y lesiones en el cuerpo y determinar el momento en que se produjo la muerte, elemento de extrema importancia.
- Determinar si el lugar del descubrimiento del occiso es o no el mismo donde se produjo la muerte.
- Determinar en qué posición se encontraba la víctima en relación con el victimario en el momento de la agresión.

En los casos donde se encuentra un occiso se debe proceder al reconocimiento del mismo, fijándose previamente por el perito criminalista a través de la fotografía signalética y el médico legista hace una observación minuciosa del cadáver antes de manipularlo, en evitación de pérdidas de algunos indicios que pudieran estar presentes en las manos, uñas u otras partes del cuerpo; por ejemplo, pelos u otras partículas que son factibles de desaparecer, las cuales serán útiles en el proceso instructivo.

En la investigación de los delitos de homicidio y asesinato, las acciones de instrucción, las diligencias y los documentos más utilizados son los siguientes:

- Inspección del Lugar de los Hechos.
- Registro en domicilios de sospechosos o acusados.
- Reconstrucción de los hechos, en caso de ser necesario.
- Interrogatorio de familiares cercanos y testigos.
- Designación de peritajes biológico, balístico, dactiloscópico u otro, según el caso.
- Designación de peritaje médico-legal sobre necropsia; si existieran sospechas de muerte por envenenamiento, debe disponerse el examen toxicológico de las vísceras, huesos y cabellos. Si dicho examen se realizara con restos de un occiso que hubiera permanecido enterrado en algún lugar, debe tomarse una muestra de tierra del propio sitio, para comprobar la presencia de elementos tóxicos en el terreno.
- Designación de examen psiquiátrico del autor.

Al analizar el documento anterior se observa que carece de elementos que permitan gestionar el proceso de la investigación pericial, pues la ausencia de requisitos de calidad en cada caso o al menos las características de cada actividad, dificultan dicho propósito; se repite lo señalado para la denominada Metodología General.

La Criminalística aporta técnicas con base científica para las investigaciones de los lugares de los hechos, es de crucial valor para los procesos judiciales y va desde la confrontación de una firma o huella digital hasta la reconstrucción de hechos; esta acción de instrucción es regulada por la táctica criminalística y se denomina inspección del lugar del hecho. [70]

La inspección del lugar del hecho en sentido amplio, comprende el lugar del suceso y el sitio donde se encuentran las huellas y los indicios con él relacionados; Fuentes la define como: "la acción del investigador criminalista, el instructor penal o el instructor fiscal, al examinar por sí mismos el lugar, utilizando todos sus sentidos, medios técnicos y métodos de investigación criminal, para buscar, revelar, fijar extraer y embalar las huellas e indicios, con el fin de esclarecer la identificación, las circunstancias, la oportunidad, el medio empleado y el móvil relacionados con el hecho delictivo que se investiga". [71] Esta diligencia en Cuba está regulada por la Ley de Procedimiento Penal en el Título 111, capítulo 1: de la inspección del lugar del hecho del artículo 123 al 132.

El autor asume para esta investigación el siguiente criterio de lugar del hecho por englobar la esencia de los fenómenos que ocurren y su fin investigativo: "Lugar donde ocurre un hecho delictivo, que se investiga por las ciencias y especialidades de la investigación pericial, cuya preservación deber ser óptima, a fin de obtener de él de manera científica y lícita los elementos que incriminen al autor y poderlo juzgar por vía jurídica"; así mismo considera, que además del lugar de ejecución de la acción principal, el lugar del hecho incluye el lugar de planificación del suceso y el de liberación de indicios; es el sitio donde el autor del hecho se despoja de los elementos que lo puedan incriminar.

La documentación del hecho en sus mínimos detalles, puede efectuarse mediante narración gráfica, con el apoyo de dibujos de planos (planimetría forense), fotografías, video-grabación o cualquier otra forma del registro de imágenes. La relación entre estos procesos de ilustración puede esquematizarse puesto que "el dibujo constituye el esqueleto y la fotografía el relleno de la descripción"; este procedimiento detalla medidas en diferentes planos y señala la utilidad de software profesionales o diseñados específicamente para la demostración del lugar con los elementos fundamentales, aspecto que no puede ser sustituido por la fotografía. [(72)] La realización de estos procedimientos se encuentra bien establecida por la metodología criminalística, pero carece de integración e interdisciplinariedad en la práctica pericial, lo que repercute de forma negativa en la calidad resultante de los mismos.

El delito de Homicidio es siempre un reto para el legista, quien debe actuar minuciosamente desde el momento de la acción de instrucción de inspección y levantamiento del cadáver en el lugar del hecho, así como durante la práctica de la autopsia médico-legal, para ser capaz de reconstruir la dinámica de los hechos, determinar el origen y las circunstancias de la muerte, aplicando con eficacia las técnicas forenses de investigación pericial, a través de las cuales los órganos de investigación policial se nutren y, aun cuando no tengan el carácter de ser pruebas categóricas, brindan información de vital importancia para aproximarse a la posible identificación de los autores y con ello esclarecer el hecho. [(73, 74)]

Posteriormente y de forma general, al trabajo en el lugar del hecho, el levantamiento del cadáver y resto de la inspección ocular, se procede al acto de la necropsia médico legal, procedimiento que debe guardar requisitos técnicos y metodológicos muy especiales, pues debe aportar elementos no examinados en el lugar del hecho y facilita la adquisición de información que ofrece circunstancias, causas de muerte y etiología médico-legal.

Esto hace necesario aplicar eficazmente los procedimientos criminalísticos y médico legales, y establecer con rigor la metodología, referida a la técnica y a la táctica principalmente: la primera es el sistema de medios y métodos que se emplean, tanto en la ejecución de diferentes acciones de instrucción como en la realización de peritajes criminalísticos, para el descubrimiento, fijación, ocupación e investigación de las huellas e indicios, así como para la clasificación técnico-criminalística en la búsqueda e identificación de los objetos que tienen importancia para la investigación de los delitos, y la segunda se ocupa de la elaboración y desarrollo de los métodos de ejecución de las distintas Acciones de Instrucción, así como de las normas tácticas para la utilización racional de los recursos científico-tecnológicos de la técnica criminalística.

1.7 Tendencia mundial a la formación de profesionales con competencias

El carácter multipropósito y la heterogenicidad de las pericias demanda elevadas competencias profesionales de la Medicina Legal y la Criminalística, como pilares principales dentro del amplio campo de acción de las Ciencias Forenses. [(75)] El término competencias, de amplio uso en el mundo desde el siglo pasado, significa: los conocimientos, habilidades, destrezas y actitudes individuales de las personas; es decir, aquello que las hace competentes para desarrollar una actividad en su vida laboral y profesional. Las competencias profesionales de manera general se caracterizan por tres aspectos fundamentales: a) la competitividad y el progreso social (pertinencia), b) su correspondencia con la visión y la dirección estratégica definida y, c) están referidas a personas, instituciones de servicios, empresas, territorios y país [(76).] Entre países su relación principal se establece a través de los índices de atractividad de inversión en servicios y el de capacidades y disponibilidad de personal técnico y profesional establecidos por el Programa de las Naciones Unidas para el Desarrollo (PNUD); [(77)] de esto se infiere que la formación del legista debe estar en correspondencia con la adecuación a la situación operativa de los delitos que constituyen su campo de acción y el contexto en que se desarrolle, en este caso el cubano.

Existe una tendencia mundial a la formación de médicos legistas y forenses que aseguren un enfoque de desarrollo en su actuación, con garantía de acceso a los sistemas de competencias establecidos, alineando los programas de especialización con el desarrollo de las competencias. Estas no se adquieren de manera espontánea en ningún sector, por esa razón los países con desarrollo sostenido de las Ciencias Forenses cuentan con una estructuración de la investigación pericial en función de elevar su calidad, pues en una parte significativa de ellos se encuentran estructurados en Institutos de Ciencias Forenses, donde se ubican las ciencias, especialidades y disciplinas que intervienen de manera directa en la investigación de los delitos, rectorando estos procesos la Criminalística y la Medicina Legal, aunque existen otras especialidades y disciplinas que se integran para cumplir con el objeto social demandado. [78, 79] Los legistas y peritos criminalistas consideran que debe incluirse entre sus competencias:

- Criterios de desempeño en los escenarios de acción que incluya el lugar del hecho y las investigaciones en el laboratorio y servicio tanatológico, entre otros.
- Campo de aplicación que se justifica por el nivel de integración de los conocimientos y el espectro que cubra su pericia.
- Evidencias de desempeño demostrado mediante la aplicación de indicadores de calidad y su evaluación cuantitativa o cualitativa; lo anterior implica la necesidad de homogeneizar y normalizar la investigación pericial.
- Evidencias por producto, [80] que se ponen de manifiesto a través de los resultados del Comité Médico Auditor y del impacto que causa en el cliente que recibe el producto de la actuación pericial.
- Evidencias de actitudes que se justifican por la disposición, modo de actuación, sentido de pertenencia, nivel de autogestión, eficacia de la formación continua o de postgrado y autopreparación de los involucrados en la actividad pericial.

Los legistas se desenvuelven en lugares diversos y complejos, por ese motivo resulta imprescindible que las competencias estén implícitas permanentemente en los escenarios conceptuales y técnicos identificados en cada actuación, pues el acto de la Medicina Legal lo determinan cuatro aspectos: el primero, la formación científico- técnica del personal; el segundo, las características de su actuación y la comunicación que establece con el cliente para satisfacer sus expectativas periciales y garantizar la calidad del proceso; tercero, la calidad y confiablidad del peritaje; y cuarto, la organización del departamento de Medicina Legal que incluye la calidad en el Manual de Organización y Procedimientos que debe facilitar su auditoría, según el nivel de actuación institucional, garantizando la inclusión de los requisitos e indicadores a auditar.

La Medicina Legal es la disciplina indispensable que utiliza la totalidad de los conocimientos de las ciencias médicas y no médicas para dar respuesta a cuestiones jurídico-sociales; constituye una especialidad donde se hace efectiva la ínter y multidisciplinariedad, utilizando saberes y métodos pertenecientes a otras ciencias, especialidades y disciplinas para resolver las diferentes situaciones problemáticas, por lo que surge la necesidad de revisar y adecuar el plan de estudios con el que se forma el médico legista. [81, 82] El programa no puede ser definitivo ni estático, su aplicación en la práctica y los avances propios del desarrollo de la especialidad, debe permitir que sea un programa dinámico con enfoque integrador al que se puedan incorporar las técnicas y procedimientos más actuales en este campo del conocimiento. [83,84]. Por ese motivo es necesario diseñar, desarrollar y evaluar proyectos investigativos en la institución donde se desempeñe el legista en función del banco de problemas identificados en las diferentes ramas de la Medicina Legal; [85, 86] de esta manera se logra un modelo educativo mediante competencias profesionales integradas [87, 88, 89] que permita obtener resultados de calidad.

1.6 La gestion del proceso de investigacion pericial y su calidad

Para pensar y actuar en y con calidad, es preciso comprender algunos conceptos asociados a la misma. Se define como proceso: "al conjunto de actividades mutuamente relacionadas o que interactúan, las cuales transforman elementos de entrada en resultados"; [90] el amplio espectro de este concepto permite que sea aplicado a actividades, sin distinción del sector a que pertenezcan, que generalmente pueden ser de producción o de servicio. Un proceso se representa de forma esquemática a través de sus entradas, el proceso en sí y las salidas, que constituyen el producto resultante del mismo, tal como se muestra en la Figura 1.2.

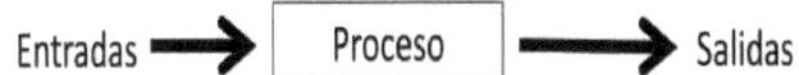

Figura 1.2 Representación esquemática de un proceso
Fuente. NC ISO 9000: 2005

También se puede definir un proceso como cualquier secuencia repetitiva de actividades que una o varias personas desarrolla para hacer llegar una Salida a un destinatario a partir de unos recursos que se utilizan (recursos amortizables que necesitan emplear los intervinientes) o bien se consumen (entradas al proceso). [91]

Las entradas en los procesos de investigación/servicios, como el de investigación pericial, pueden tener diferente naturaleza, a saber: materiales e insumos, soporte físico (equipos de todo tipo, instrumentos, inmuebles, muebles sanitarios y corrientes, transportes), métodos (procedimientos, normas, estilos de dirección, métodos de ensayo), recursos humanos (competencias definidas, resultados de desempeño anterior) e información (datos e información). Cada una de las entradas debe poseer sus requisitos de calidad determinados por los especialistas con el empleo de técnicas y herramientas estadísticas adecuadas al propósito, a fin de poder establecer su control para reducir la variabilidad en el desarrollo del proceso y lograr que el producto sea de calidad; los especialistas y peritos deben tener en cuenta que cada vez que se repite el proceso hay ligeras variaciones en las actividades realizadas que, a su vez, generan variabilidad en los resultados del mismo expresados a través de mediciones concretas. La variabilidad repercute en el destinatario del proceso, quien puede quedar con mayor o menor satisfacción con lo que recibe del proceso, aunque en este caso, la variabilidad debe ser minimizada. No puede controlarse lo que no se mide, y no puede medirse lo que no posea requisitos que establezcan cuantitativa o cualitativamente su magnitud.

El proceso en sí debe tener sus puntos y objetos de control establecidos a través de su flujo representado mediante diagramas técnicamente propios que reflejen su diseño, señalando los requisitos y registros en cada etapa, así como los procedimientos específicos relacionados y además, en específico para la investigación pericial se le adiciona la magnitud tiempo (tecnológico y gerencial). Las salidas se asocian a los productos resultantes, cada uno de ellos deberá igualmente poseer requisitos definidos para poder medir su calidad antes de ser entregados al cliente y/o partes interesadas. (92)

Los datos y la información juegan un papel fundamental en los procesos de investigación pericial. Ambos deben cumplir requisitos para que proporcionen la utilidad requerida, así en dependencia de la calidad que revelen los datos y la información que se procese, serán útiles o no. Los conceptos de información y dato, son:

- Dato: colección desorganizada de hechos que no han sido procesados en información. Es el hecho crudo cuyas conclusiones pudieran ser desentrañadas. Pueden describir personas, lugares, cosas, ideas, procesos y eventos. Sus requisitos de calidad son: exactitud, totalidad, pertinencia, oportunidad y auditabilidad. (93)
- Información: Es el conocimiento adquirido a causa del procesamiento de datos. El dato es la personificación material de la información, constituye su base. Los requisitos de calidad de la información son: exactitud, oportunidad, pertinencia, integridad, frecuencia, horizontes de tiempo, alcance, origen y forma de presentación. (93)

La búsqueda, captación, recopilación e interpretación de toda la información preliminar es compleja dada la naturaleza de las diversas fuentes generadoras de datos a recuperar y de testimonios sobre el particular. La captación de los mismos en diversas instituciones no debe dejarse a merced de cualquier persona, tanto la búsqueda de datos preliminares como de su registro; el miembro del equipo que ejecute esta actividad debe poseer conocimientos previos de investigación criminal y de los procedimientos generales que se debe aplicar, y ser capaz de orientar a los peritos sobre una base sólida de información, de lo contrario pueden cometerse errores críticos que atenten contra el trabajo posterior y en el peor de los casos provoquen un fallo del proceso. (94)

Todo proceso necesita ser gestionado y la forma de pensamiento a asumir se rige por el denominado Ciclo Deming o ciclo Planear, Hacer, Controlar y Actuar (PHCA), a saber: (95, 96):

- Planear: determinar los requisitos de calidad a cumplir o los objetivos de mejora. para el mismo y cómo se van a alcanzar, y el diseño de su control de la calidad.
- Hacer: las actividades planificadas tal cual se diseñan.
- Controlar: la eficacia de las actividades desarrolladas.
- Actuar: institucionalizar la forma correcta de hacer.

La gestión de proceso significa para una institución/empresa el establecimiento de la red de procesos clave y prioritarios, para estabilizar y desarrollar el concepto de organización (Misión, Visión y Valores), con mecanismos de medición diseñados al efecto y planes de actuación a largo, mediano y corto plazos, y capacitación continua del personal. En el caso del proceso de investigación pericial significa la gestión desde la denuncia del hecho hasta el o los informes de los resultados de la investigación pericial.

El hecho de considerar las actividades agrupadas entre sí constituyendo procesos, permite a la organización centrar su atención sobre los resultados es necesario conocer y analizar para el control del conjunto de actividades y para conducir la organización hacia la obtención de los resultados deseados. Este enfoque conduce a una organización que conlleva a una serie de actuaciones:

- Definir de manera sistemática las actividades que componen el proceso.
- Identificar la relación con otros procesos.
- Definir las responsabilidades respecto al proceso.
- Analizar y medir los resultados de la capacidad y eficacia del proceso.

- Centrarse en los recursos y métodos que permitan la mejora del proceso.

Al poder ejercer un control continuo sobre los procesos individuales dentro del sistema de procesos, incluyendo su combinación e interacción, reflejados documentalmente en procedimientos, se pueden conocer los resultados que se obtienen en cada uno de ellos y cómo los mismos contribuyen al logro de los objetivos y cumplimiento de los requisitos de calidad. Solo a partir del análisis de los resultados del control de los procesos es que se permite identificar y priorizar las oportunidades de mejora. [(97)]

Otra conceptualización señala que la gestión de procesos es: un conjunto de actividades que permiten establecer el procedimiento, las responsabilidades y los recursos necesarios para lograr los objetivos planificados en los procesos de una organización. Asimismo, establece los procedimientos generales y específicos con las herramientas necesarias para la medición de la eficacia de los procesos, permitiendo detectar posibilidades de mejora en los mismos. La gestión de procesos es la herramienta de gestión que mejores resultados puede proporcionar actualmente a cualquier tipo de empresa u organización con las características que presentan las organizaciones sanitarias y de investigación, porque tributa directamente a la estructura del trabajo y tiene como objetivo aumentar tanto la eficacia como la eficiencia. La gestión de procesos permite analizar de forma sistemática la secuencia de actividades que los constituyen y a las personas que intervienen en los mismos. Su objetivo es estabilizar y mantener bajo control a éstos, disminuyendo su variabilidad de forma que se consiga que discurran con eficacia y eficiencia. Son elementos clave de la gestión de procesos la exploración de las expectativas/necesidades de los clientes y la definición de los requisitos de calidad de las diferentes actividades que constituyen el proceso en sí con el objetivo de que respondan a las mencionadas expectativas/necesidades. Es decir, establecer los requisitos de los clientes y dar respuesta a los mismos.

Para ejercer un control sobre los procesos, se debe realizar un seguimiento y medición de los mismos de forma que se recoja de manera adecuada y representativa la información relevante respecto a la ejecución y los resultados del proceso, de esta forma se podrá determinar tanto su eficacia como su eficiencia. Este seguimiento y medición se realiza a través de indicadores. [(98)]

La posibilidad de efectuar diagnósticos de la calidad de los procesos que incluyan su análisis crítico e identificación de las causas que provocan problemas de calidad a través de la incorporación de herramientas adecuadas, brindando la posibilidad estratégica de conocer en estado real la situación en que se desarrollan los mismos y la posibilidad de eliminar las causas raíces, facilita su gestión; estos procedimientos de diagnóstico también deben cumplir determinados requisitos de calidad *per se.*

El concepto de calidad vigente en Cuba para todos los sectores es: "grado en que un conjunto de características inherentes cumple con los requisitos". [(99)] El mismo debe ser interiorizado y cumplido por todos los involucrados en los procesos, posea este personal competencias o no. "La calidad comienza con capacitación y termina con capacitación", señala Ishikawa. [(100)] Cada organización debe a partir de este concepto definirla de acuerdo con las características de su actividad, pero siempre a partir de sus requisitos propios y el grado en que puedan cumplirlos.

Solo el personal con competencias desarrolladas será capaz de desplegar la función calidad en los procesos. Esta se define por Juran como: "el conjunto de todas las actividades a través de las cuales se alcanza la calidad, la satisfacción de los clientes, sin importar el lugar en el que se realizan". [(101)] Dichas actividades se relacionan con las necesarias para gestionar el proceso así como con los elementos del mismo. Este criterio provoca un cambio radical en la forma de trabajo tradicional de la calidad, a partir de su conocimiento y de que puede ser absoluta y relativa a la vez, pero siempre podrá medirse una vez definidos los requisitos; no puede ni debe ser espontánea.

La forma más común de medir la calidad de un proceso como el abordado en la investigación es mediante indicadores de eficacia y de satisfacción, cuyo concepto, además del de eficiencia, están establecidos en el país mediante normas publicadas en *Gaceta Oficial* [(102, 103)]. También se cuenta con indicadores de efectividad que permiten medir objetivos/impactos. [(104)] La adecuada selección de los mismos permitirá una buena medición, la correcta toma de decisiones y la necesaria retroalimentación para cerrar el ciclo Deming ya abordado. Resulta interesante lo analizado por Posada Jeanjacques sobre este aspecto, [(105, 106, 107)] aunque no se haya consultado lo establecido en el país desde hace años y publicado en *Gaceta Oficial.*

1.7 Conclusiones parciales

- El análisis de la evolución de las investigaciones forenses en el mundo permite corroborar las etapas precientífica y científica marcadas por el desarrollo científico-técnico y económico de los países; en Cuba las investigaciones periciales se desarrollan bajo iguales premisas y según los estamentos sociales de la colonia, la pseudorrepública y después del triunfo de la Revolución, donde la voluntad política del Estado la prioriza y no permite distinción de personas o víctimas por su posición o condición social.

- Los aportes de la Medicina Legal, la Criminalística, la Criminología Clínica y la Psicología Forense, destacan sobre las demás ciencias y especialidades relacionadas con la investigación pericial; hay que destacar el papel del legista, el cual debe ser ponderado.
- La sistematiciad de la investigacion pericial se manifiesta plenamente mediante la pericia, que desde el punto de vista investigativo forense constituye una labor investigativa crítica, solo desarrollada por peritos o personal con sus competencias definidas.
- La gestión del proceso de investigación pericial de homicidios resulta un cambio radical en su concepción, facilita su control, retroalimentación e identificación de oportunidades de mejora, si se diseña un procedimiento pericial de forma adecuada y que permita desplegar la función calidad.

CAPÍTULO II. MÉTODOS, TÉCNICAS Y PROCESOS DE LA INVESTIGACIÓN

En este capítulo se describen los elementos metodológicos, técnicos e instrumentales requeridos para la organización y ejecución de la investigación, el proceso seguido para la captura y procesamiento de datos, así como el análisis y síntesis de la información. La investigación se lleva a cabo en la provincia de Villa Clara, en el período comprendido entre los años 2005-2010, y se estudian todos los homicidios ocurridos, de los cuales se seleccionan 24 por cumplir con los requisitos establecidos para la investigación. La provincia de Villa Clara ocupa el quinto lugar del país en número de homicidios por año, con un alto índice de esclarecimiento en autoría y circunstancias.

2.1 Metodología empleada

La investigación consta de varias etapas:

a) Diagnóstico del estado de los procedimientos periciales en las actuales investigaciones de homicidios.
b) Determinación de los núcleos esenciales que deben estar presentes en el procedimiento pericial en los homicidios en el contexto cubano.
c) Diseño del procedimiento.

d) Evaluación del procedimiento pericial propuesto.

2.2 Diagnóstico del estado de los procedimientos periciales en las actuales investigaciones de homicidios intencionales.

Dada la importancia del diagnóstico del estado y comportamiento de los procedimientos periciales en las investigaciones de homicidios actuales para el diseño del procedimiento a proponer y al no encontrar antecedentes en la bibliografía consultada, se elabora un procedimiento específico para su desarrollo, en el cual se considera la definición sobre el término en la norma NC-ISO 9000:2005 y las precisiones sobre las características de calidad que deben tener los procedimientos de diagnóstico determinadas por Fernández Clúa. [(108)] El procedimiento para el diagnóstico posee *pertinencia* al ser propio para el contexto del objeto de estudio y agrega como novedad el enfoque de integralidad, *puede aplicarse cuando se necesite* pues se diagnostica al inicio de la investigación la situación de la aplicación de los procedimientos periciales de manera integral, en su más amplio espectro, en el territorio; muestra *flexibilidad* y *sencillez* al facilitar el empleo de herramientas y el análisis de los datos resultantes en diferentes objetos de diagnóstico y por ser *normalizado* responde a un proceso ordenado que lo hace generalizable a otros territorios del país. Los pasos son:

Paso 1: Determinación de las entradas al procedimiento de diagnóstico: las entradas se identifican con el contexto cubano, se expresan en forma de líneas rectoras para el diagnóstico y permiten establecer su trazabilidad. Se plantean como invariantes las siguientes: el estado de los procedimientos periciales en las actuales investigaciones de homicidios: se investiga con carácter integral, se aplican métodos de la investigación cualitativa, los datos y la información obtenida cumplen con las características de calidad establecidas, y se potencia la expresión gráfica de los resultados.

Paso 2: Análisis de los expedientes de casos de homicidios ocurridos en el período y ámbito de la investigación; este análisis se enfoca en tres direcciones: la relacionada con la determinación del universo del diagnóstico que se corresponderá con el de la investigación, la relacionada con la identificación de los problemas de los expedientes analizados de todos los casos ocurridos en el territorio, y la relacionada con la determinación de los niveles de gravedad de los homicidios. Se emplean herramientas de la investigación cualitativa, trabajo con expertos, cuestionarios, análisis documental y de datos.

Paso 3: Determinación de la muestra de investigación: en el desarrollo de este paso es necesario determinar los criterios de inclusión y exclusión, determinar el grado de aplicación de conocimientos de las ciencias y especialidades que tributan a la investigación en los expedientes de la muestra e identificar en los expedientes en fase preparatoria los problemas que pueden provocar errores, defectos y fallos en su calidad.

Paso 4: Análisis crítico de los procesos periciales específicos actuales con carácter integral: en este paso del diagnóstico se parte del criterio de que todo procedimiento pericial obedece a un proceso que se desarrolla con determinados requisitos previamente establecidos y aprobados por una autoridad y que son susceptibles de ser analizados con rigor, lo que permite, a su vez, identificar los problemas en su cumplimiento y las oportunidades de mejora de dichos procedimientos periciales. Se emplean como herramientas, cuestionarios y análisis del valor añadido a los procesos [(109).]

Paso 5. Análisis situacional de las investigaciones periciales actuales: en el procedimiento de diagnóstico que se presenta, este paso permite, con enfoque estratégico, determinar el estado de la investigación de los homicidios intencionales en un período específico y, sobre todo, la identificación de las debilidades y amenazas. Se emplea como herramienta el análisis con matriz DAOFAO y un análisis de brecha.

Paso 6. Análisis del nivel de conocimiento de las partes interesadas sobre los procedimientos médico-legales: dado el papel del hombre en estos procedimientos periciales, como ejecutor y decisor, como especialistas y autoridades y como miembro de la sociedad cubana, resulta importante determinar las necesidades de aprendizaje de todos los involucrados. Se emplean cuestionarios diseñados al efecto.

Paso 7. Análisis del liderazgo y papel integrador del médico legista y peritos criminalistas: es en este paso del diagnóstico donde puede determinarse la interdisciplinariedad como sistema en la aplicación de los procedimientos periciales actuales.

En la figura 2.1 se muestra el diagrama de flujo del procedimiento de diagnóstico [(110).] Los resultados de la aplicación del diagnóstico son:

Paso 1: Las líneas rectoras y la trazabilidad se cumplen durante todo el diagnóstico.

Paso 2: En relación con los expedientes de homicidios intencionales en el período 2005-2010:

- El universo del diagnóstico, que se corresponde con el de la investigación, es igual al total de homicidios intencionales en cinco años (2005-2010) en la provincia de Villa Clara, que asciende a 149 casos.

- La identificación de los problemas de los expedientes analizados de todos los casos ocurridos en la provincia se desarrolla con el empleo del análisis de contenido de documentos mediante una guía de revisión de los expedientes de homicidio de la Unidad de Instrucción Penal de la provincia de Villa Clara, la cual se muestra en el Anexo 3. Se analizan los documentos más significativos de los expedientes de procesos penales, y se precisan los aspectos que muestran deficiencias en la investigación pericial y que afectan la eficacia y efectividad del trabajo forense. Los problemas más recurrentes son:

1. Insuficiencias en la inspección ocular.
2. Carencia de integralidad en las actas de levantamiento de cadáver.
3. Falta de objetividad en las tomas fotográficas en los lugares del hecho y necropsias.
4. Insuficiente demanda de pericias en función de la investigación.
5. Deficiente aplicación de la pericia médico-legal.
6. Deficiente integración de las ciencias y especialidades en función de la investigación criminal como concepción de elevar la calidad del trabajo.

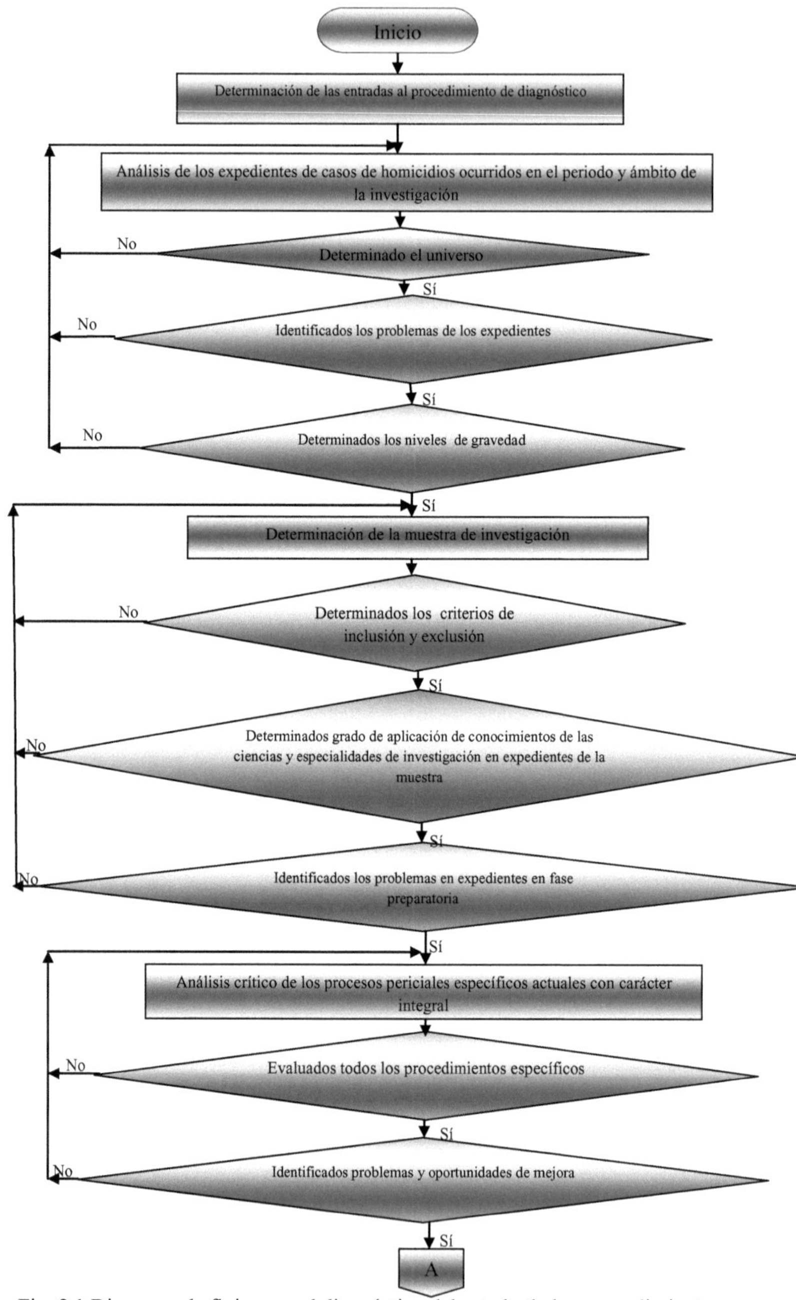

Fig. 2.1 Diagrama de flujo para el diagnóstico del estado de los procedimientos periciales. Fuente: elaboración propia

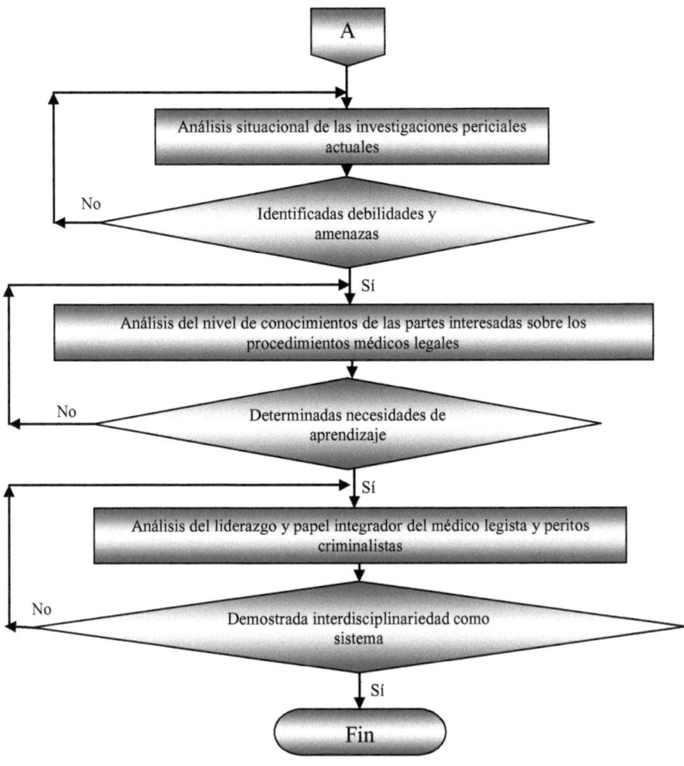

. 2.1 Diagrama de flujo para el diagnóstico del estado de los procedimientos periciales. (Cont…)

Fuente: elaboración propia

- Los niveles de gravedad de los homicidios determinados por el autor, una vez desarrollados los aspectos anteriores, son:

A: Lugar del hecho donde existe la presencia de huellas e indicios, correctamente preservado, con varias lesiones en el cadáver, que muestren marcado intercambio entre víctima y victimario como ensañamiento, reguero o desorden; se denomina también *lugar complejo* según la clasificación en cuanto a la complejidad pericial.

B: Lugar cerrado con deficiente preservación, presencia escasa de huellas e indicios, posible utilización de sustancias para intentar borrar huellas, cuadro lesional del cadáver escaso, intercambio víctima-victimario deficiente.

C: Existe pobre evidencia. Hallazgos inconsistentes, mala preservación, cuadro lesional del cadáver único, lugar del hecho cerrado, con escasos indicios y huellas.

D: Existe deficiente o nula presencia de huella e indicios de interés criminalísticos con deficiente preservación, con cuadro lesional nulo.

Paso 3: La muestra queda constituida por 24 casos. Se realiza un muestreo intencionado no probabilístico, y se seleccionan los casos comprendidos en los niveles de complejidad A y B, ya que permiten la realización del mayor número de acciones periciales.

- Los criterios de inclusión y exclusión, para definir la muestra, se determinan mediante un estudio descriptivo, de corte transversal de los elementos periciales considerados en la investigación del homicidio en Villa Clara por los especialistas del equipo multidisciplinario especial de trabajo, en los hechos de mayor complejidad, con muestreo a predominio cualitativo de estos casos; se utilizan los hallazgos y elementos periciales más empleados, y se toman como variables operacionales:

a) Los diferentes lugares donde ocurren estos hechos; para delimitar los lugares se enmarcaron geográficamente en urbanos y rurales y estos últimos se clasificaron en las zonas de más de 1 km de las cabeceras municipales.
b) Los elementos periciales que se tienen en cuenta para el trabajo investigativo policial se corresponden con los niveles de gravedad determinados previamente.
c) La incidencia en el desempeño de los tribunales: La variable jurídica a considerar está definida por el Código Penal cubano (Ley 62), que delimita el homicidio en relación con el asesinato por las cualificaciones establecidas penalmente.

- Los problemas identificados en los expedientes en fase preparatoria de la muestra seleccionada que pueden provocar errores, defectos y fallos en su calidad, se determinan a través de la aplicación de una encuesta a médicos legistas de las provincias de Sancti

Spíritus, Cienfuegos, Matanzas y Villa Clara (Anexo 4). El propósito de este instrumento es obtener información directa sobre el estado del conocimiento y su aplicación relacionado con los procedimientos periciales en las investigaciones del homicidio intencional. Dicha encuesta arroja el siguiente resultado:

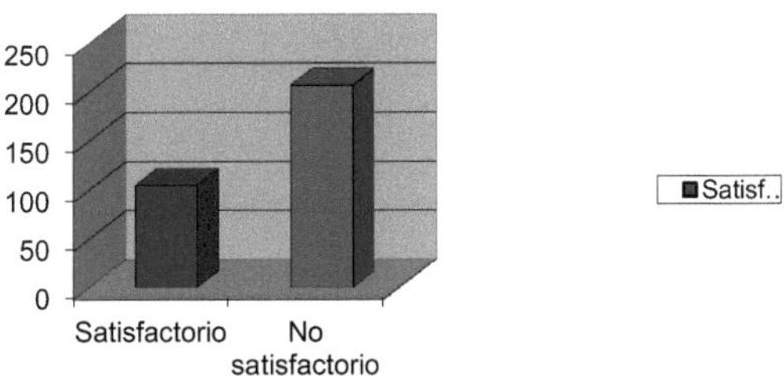

Fig. 2.2 Resultados de evaluación de conocimientos y desempeño de médicos legistas.

Fuente: Datos encuestas

Hay que destacar que los 26 profesionales encuestados en las 4 provincias, en relación con sus conocimientos y desempeño, respondieron no satisfactorio en 207 ítems y satisfactorio en 105 ítems.

Se aplicó una encuesta con los elementos más esenciales a considerar durante la fase de inspección del lugar de los hechos, relacionados con: a) los procedimientos médico-legales, b) procedimientos criminalísticos asociados con la especialidad y c) procederes para la preservación secundaria en caso de necesidad de reintervención dada por: (1) Superficialidad durante la primera inspección, (2) Problemas periciales en el Laboratorio de Criminalística o en Medicina Legal, y (3) Surgimiento de nuevos elementos durante la investigación. Lo anterior permite efectuar la triangulación de la información que se obtiene de las diversas fuentes; la misma se efectúa con enfoque cualitativo a través de criterios de especialistas en Medicina Legal y Peritos Criminalistas, usuarios de servicios periciales (jueces, fiscales e instructores penales) entrevistas a expertos, partes interesadas y revisión documental, y se representa mediante un Triángulo Griego.

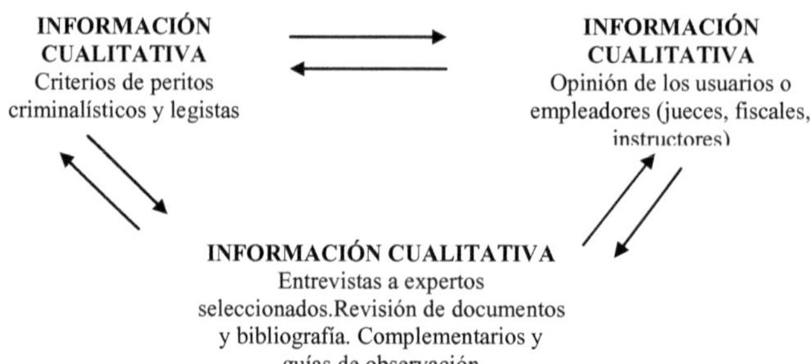

Fig. 2.2 Triangulación de la información cualitativa
Fuente: Elaboración propia

El resultado de la triangulación arroja que:

1. Los médicos legistas carecen de los conocimientos criminalísticos que le permiten mejorar la calidad de las pericias.
2. Valoran de regular la integración de los procedimientos médico-legales y los criminalísticos, así como de mal el trabajo colaborativo entre ambos.
3. El uso de software y el nivel de actualización del conocimiento lo evalúan de bajo.
4. El aporte de los procedimientos médico-legales a la investigación del homicidio lo consideran bajo, y reconocen la necesidad de acciones capacitantes integradoras.
5. Insuficiencias en el dominio de la metodología de trabajo y de habilidades.
6. Reconocen deficiencia en la integración del trabajo pericial e investigativo (criminológico) en función de las investigaciones del homicidio.
7. No cuentan con conocimiento de control de calidad o arbitraje.

Lo anterior se evidencia en la figura 2.4 que se muestra a continuación:

VALORACIÓN DEL DOMINIO RELACIONADO CON CONTENIDOS EN LA INVESTIGACIÓN CON PROCEDIEMIENTOS PERICIALES

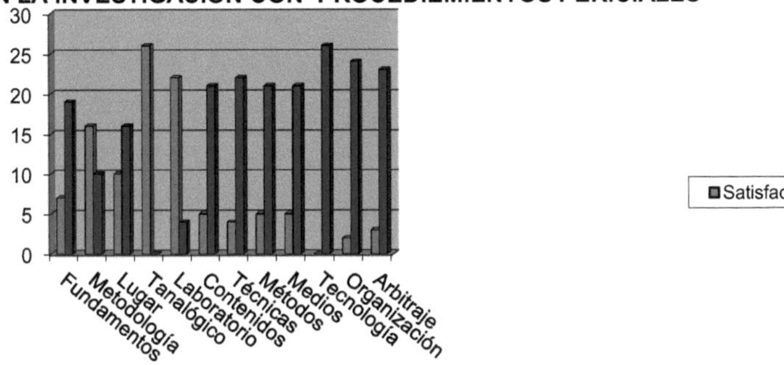

Fig. 2.4 Criterio de evaluación de profesionales en relación con contenidos en la investigación con procedimientos periciales
Fuente: Elaboración propia

Paso 4: El análisis crítico de los procesos periciales específicos actuales permite la identificación de oportunidades de mejora, para ello:

- Se identifican los procedimientos periciales específicos actuales. Como resultado se logra: Actualización de conocimientos relacionados con las investigaciones periciales del homicidio, Recepción de información sobre los procedimientos periciales, Fases de primera etapa de la prospección de la investigación inicial, Primera etapa de la prospección, Segunda etapa de la prospección del procedimiento durante la inspección del lugar del hecho, Etapa de prospección con aplicación de procedimientos periciales según el caso. Como procedimientos criminalísticos se identifican los siguientes: Procedimiento inicial con técnica canina y levantamiento de huellas de olor, Colocación de señales. Fijación fotográfica y de video y levantamiento planimétrico del lugar del hecho de huellas e indicios. Realización de la descripción, medición, fijación, levantamiento, embalaje de huellas e indicios para el trabajo en el lugar o traslado al Laboratorio de Criminalística, Procedimientos médico-legales en el lugar del hecho, Necropsia médico-legal, Procedimientos de técnicas especiales, Definición de violaciones, responsables directos y colaterales, Elaboración de dictamen de las violaciones detectadas. Todos los procesos específicos se analizan con el empleo del "Procedimiento para determinar el valor añadido de los procesos" antes referenciado, cuyo resultado se muestra en el Anexo 5.

- También se aplica la observación directa en los homicidios intencionales de la muestra a través de una guía de observación (Anexo 6) que permite identificar problemas de la práctica real, para lo cual se enfatizan las etapas que constituyen invariantes en las investigaciones periciales durante las primeras fases de la investigación criminal, específicamente en los homicidios, lo que posibilita controlar la dirección de la investigación dentro de la fase de prospección en el lugar del hecho y hace que resulte evidente la necesidad de especialistas desde la concurrencia inicial a este.

Los problemas identificados son:

1. Información preliminar deficiente, de similar manera se presenta la verificación de la información.
2. Demora excesiva en la conformación de la guardia.
3. Deficiencias en la preparación de la fase prospección inicial.
4. Violación de etapas de abordaje al lugar del hecho.
5. Insuficiencias en la aplicación de procedimientos periciales así como falta de sistematización en los procesos.
6. Falta de congruencia entre la dirección de los procesos y la investigación del hecho, lo que conduce a una pérdida de la integración del componente pericial e investigativo.
7. Subutilización de las posibilidades periciales de la Medicina Legal a la investigación.
8. Falta del liderazgo que debe poseer el legista.
9. Deficiente integración de las ciencias y especialidades como concepción única de elevar la calidad de la investigación pericial.

Las oportunidades de mejora identificadas se corresponden con:

1. Necesidad de establecer procedimientos periciales integrados en las investigaciones criminales en el país.
2. Potencial científico-técnico en graduados.
3. Único Consejo Consultivo de Investigaciones Criminales con participación directa de Medicina Legal en el país.
4. Posibilidad de capacitación del personal.

5. Capacidad de respuesta a hechos de elevada complejidad investigativa.
6. Ampliación del espectro de funcionamiento del Consejo Consultivo de Investigaciones Criminales; así como de su campo de acción.

Paso 5: Para el análisis situacional se emplean dos herramientas: una matriz DAOFAO y un análisis de brecha.

- Una matriz DAOFAO con el fin de analizar las debilidades, amenazas, fortalezas y oportunidades del estado de la práctica de las actuales investigaciones periciales. El análisis se efectúa con expertos a través de una lluvia de ideas con free wheeling, previa motivación del tema; este trabajo con expertos se realiza en las diferentes instancias vinculadas a las investigaciones del homicidio, tales como Medicina Legal, Criminalística, Fiscalía y Tribunal, y los especialistas participantes con más de 10 años de experiencia relacionados directamente con la temática (Anexo 7). El análisis situacional arroja que:

1. Insuficientes recursos económicos disponibles para la adquisición de técnica.
2. Incorrecta subordinación de la Medicina Legal al Sistema de Salud.
3. Deficiencias en el diseño curricular del programa de especialización en Medicina Legal.
4. No sensibilidad de directivos a nivel nacional en relación con la integración de las ciencias y especialidades que tributan directamente a la investigación del homicidio.
5. No prioridad por el MINSAP para la integración y desarrollo de las ciencias y especialidades afines.
6. La formación general integral del departamento no es suficiente.
7. Dificultades en el dominio de la terminología pericial e investigativa criminal (criminología).
8. Deficientes hábitos de actualización de conocimientos.
9. Deficiente capacitación del personal directo a la práctica pericial.
10. La Medicina Legal no tiene el equipamiento necesario para desarrollar técnicas periciales de primer nivel.
11. Deficiente sistema de información con medios de la informática.

- Se realiza un análisis de brecha para conocer el estado actual de la eficacia de los actuales procedimientos periciales que se aplican a las investigaciones del homicidio en el contexto cubano, lo que permite precisar dónde se ubican las principales diferencias entre la situación actual de las investigaciones periciales del homicidio y una nueva situación de futuro más favorable. Para lograr el objetivo de la aplicación de este instrumento se considera el nivel de perspectiva, lo que permite determinar la brecha y posteriormente su naturaleza, los datos incluidos se obtienen de la aplicación de los instrumentos antes descritos (Anexo 8).

Paso 6. Para facilitar el análisis del nivel de conocimientos de las partes interesadas sobre los procedimientos médico-legales, se procede según se detalla a continuación:

- La aplicación de la lista de chequeo de la información preliminar en los casos seleccionados como muestra, permite obtener la información preliminar pertinente y amplia en relación con el contenido que aportan los primeros datos e información al personal designado para este nivel de investigación. El objetivo es impedir la fuga de información preliminar necesaria, que no cuenta con normativa alguna que la rija, por ello se concluye que: se evidencia la importancia de la precisión desde los primeros instantes de su ocurrencia, ya que se obtienen detalles que luego de aplicar técnicas de investigación pericial especiales en fases avanzadas de la investigación, los elementos obtenidos son de gran utilidad para el esclarecimiento y calidad del proceso investigativo; además, se considera que el perfil de los investigadores iniciales en la ocurrencia de un hecho de este tipo no se corresponde con el perfil de investigación criminal, ni poseen la preparación suficiente para lograr este propósito, aspecto que incide en los resultados del diagnóstico (Anexo 9).
- Se realizan encuestas: la primera dirigida a instructores penales, jueces y fiscales, aborda la temática de las competencias y necesidades de aprendizaje en la aplicación de un procedimiento pericial integral para las investigaciones del homicidio en el contexto cubano actual; criterio que poseen los usuarios de los servicios periciales (Anexo 10).

Las necesidades de aprendizaje se centran en:

1. Procedimientos periciales integrados en función y conocimiento de la Investigación Criminal (criminológicos).
2. Gestión de procesos e indicadores de calidad para el trabajo pericial, que evalúe la actividad de los peritos y los resultados de su trabajo.
3. Metodología del trabajo criminalístico y de Medicina Legal.
4. Aplicación de técnicas periciales y su importancia en la investigación del homicidio intencional.
5. Empleo del método científico en la investigación de los delitos.
6. Investigación criminal y pericial. Contexto y propuesta de la investigación.

Paso 7: Análisis del liderazgo y papel integrador del médico legista y peritos criminalistas. Aspecto que se encuentra incluido en la evaluación integral de los expertos del tema de investigación, al reconocer la importancia de los procedimientos médico-legales en las investigaciones del homicidio.

2.3 Determinación de los núcleos esenciales que deben estar presentes en el procedimiento pericial en los homicidios en el contexto cubano actual

Esta etapa de la investigación tiene el propósito de determinar los núcleos esenciales que deben estar presentes en la propuesta de procedimiento pericial en los homicidios en el contexto cubano actual.

Dentro de los métodos teóricos se emplean el análisis y la síntesis para la determinación del estado inicial y de los resultados obtenidos al aplicar la estrategia y los métodos inductivo-deductivo e hipotético-deductivo con vistas al estudio de los procesos de análisis; así como la abstracción, síntesis y generalización, en el estudio de la obtención de un mayor desarrollo de los procedimientos periciales.

Se utiliza el tránsito de lo concreto a lo abstracto para la comprensión del problema estudiado, lo cual permite profundizar en las magnitudes más importantes y sus interrelaciones.

Se utilizan los métodos propios de la Informática Forense, en particular en el análisis, diseño y desarrollo de los materiales computarizados. Entre estos métodos específicos se encuentran las investigaciones de campo. En general, se utilizan métodos teóricos y empíricos, como un sistema, para la elaboración y valoración de cada procedimiento pericial.

En esta etapa se fundamenta la propuesta del procedimiento que se pretende realizar, mediante la justificación del fin y la incorporación de los elementos necesarios para instrumentar los objetivos planteados a través de núcleos de indagación y grupos de expertos definidos, y se procede a la revisión documental de los peritajes de laboratorio, expedientes de los tribunales provinciales con causas juzgadas; además, a través de un corte transversal se analiza cada caso de homicidio según su incidencia y complejidad, teniendo en cuenta las variables que se relacionan en la investigación, y se precisa que los núcleos esenciales de la investigación son:

1. Descontextualización de los procedimientos médico-legales.

2. Deficiente integración y estructuración en Cuba de las ciencias y especialidades afines de esta investigación.
3. Necesidad de estrategias capacitantes actualizadas.
4. Incorrecta subordinación de la Medicina Legal al sistema de salud.
5. Brechas en las investigaciones del homicidio.
6. Los legistas en general no están capacitados en la aplicación de los procedimientos periciales en función de la investigación criminal.
7. No existe arbitraje ni indicadores de calidad para la valoración del resultado de la pericia médico-legal en el proceso.

2.5 Diseño del procedimiento

Teniendo en cuenta los resultados del diagnóstico referidos en el epígrafe 2.2 y corroborada la necesidad de diseñar e implementar el procedimiento, se aplican instrumentos para lograr un diseño que posibilite satisfacer y brindar soluciones a los problemas desde las diferentes especialidades y ciencias específicas que tributan al tema de la investigación.
Con los elementos anteriores se procede a la confección de la propuesta del procedimiento pericial; la revisión de la literatura se realiza con el empleo de las bases de datos de buscadores y textos profesionales.
Sobre la base de la literatura científica, si se cumplen los criterios de selección de complejidad pericial, relacionándola con la práctica médico-legal y criminalística tanto en la búsqueda, fijación, ensayos, levantamiento, embalaje de huellas e indicios, y se identifica los puntos clave, se puede proceder a diseñar el procedimiento integrador para la investigación pericial en los homicidios en el contexto cubano actual, el que debe posibilitar que se logre una investigación pericial más eficaz, eficiente y efectiva con reducción y prevención significativas de la violencia mortal por homicidio con mejora significativa de la calidad del proceso.
Se aplica una encuesta para determinar el criterio de médicos legistas, la cual relaciona las competencias y necesidades en la aplicación del procedimiento pericial para las investigaciones del Homicidio. Este instrumento aborda la necesidad de incluir los procedimientos que no existen en la práctica pericial actual y que se proponen en el ámbito de esta investigación, incluyendo tecnología de punta, el nivel de satisfacción de las necesidades de aprendizaje y nivel de conocimientos para la integración de métodos y acciones periciales en las investigaciones con fines de incorporar medios de prueba en los

procesos penales, luego de haber impartido las diferentes estrategias capacitantes según los niveles de actuación, y establecer circunstancias que quedan inconclusas y no le brindan las posibilidades a los empleadores de desenvolver la justicia social con la calidad requerida para el contexto cubano.

Esta etapa de la investigación permite realizar una selección amplia de las técnicas y métodos integrales de las ciencias y especialidades que se deben incluir en el procedimiento porque se involucran en la investigación, pero enfatizando en aquellos que se relacionan más con la práctica médico-legal y las posibilidades de ser realizadas o interpretadas por los legistas.

La propuesta del procedimiento se expuso en diferentes escenarios para peritos tanto médicos legistas como criminalistas a fin de obtener criterios desde la perspectiva pericial con el objetivo de mejorar la eficacia del trabajo en función de la investigación del homicidio.

Se realizan los Gráficos de Tres Generaciones que permiten una combinación del estado de la temática en el pasado, el presente y posteriormente el futuro (Anexos 11.1-11.7) para interrelacionar los elementos obtenidos en la etapa de diagnóstico (Epígrafe 2.2) con las oportunidades de mejora; esta herramienta fue aplicada en los diferentes núcleos esenciales identificados, y posibilita pronosticar, a través de la oportunidad de mejora, el futuro para lograr la meta; por lo tanto, estas tres dimensiones de tiempo transitan entre lo planeado, ejecutado, los resultados, los puntos de incertidumbre, o sea, aquellas cuestiones específicas que no muestran "puntos problema".

Por último, con todos estos aspectos dilucidados se realiza la propuesta a pequeñas escalas, a fin de evitar las brechas en las etapas ya que se analizaron en los procesos, posteriormente se comparan las diferentes propuestas con la descripción de brechas en la primera etapa y se comprueba si el resultado final está acorde con la solución de los problemas.

Se realiza un diagrama de flujo con el fin de facilitar la secuencia observada para el diseño a seguir en la confección de la propuesta procedimental (se muestra en la Fig. 3.1); se establece el orden según las alternativas positivas o negativas a definir en la secuencia del flujo de proceso y considerando la necesidad de actualizar el marco teórico para la introducción de los avances de las ciencia y especialidades interrelacionadas, se establecen los siguientes elementos para el diseño:

- Establecimiento de los elementos de entrada para el diseño.

- Actualización del estado del arte en la temática.
- Diagnóstico del estado actual de la temática.
- Definición de la estrategia capacitante para el personal implicado.
- Establecimiento y/o actualización de procesos y requisitos de los procedimientos periciales específicos en homicidios.
- Definición de objetivos, alcance y criterios de medida del procedimiento propuesto.
- Propuesta de medios de control e información.
- Establecimiento de compromiso de los implicados y responsables.
- Propuesta de seguimiento y medición continuada.

Se definió una secuencia a través de diagramas de bloque, que agrupan en seis el accionar de los procedimientos periciales para la investigación del homicidio (Anexos 12.1-12.6). Este instrumento se aplica en los casos que constituyen la muestra; su implementación se inicia desde la información preliminar a través de la fase preparatoria para el primer ataque o abordaje al lugar del hecho, se combina este con la lista de chequeo, que se lleva a cabo con los actuantes en la primera instancia de preservación y antes de que se persone el grupo de trabajo hasta las fases de prospección, dividiendo estas etapas de trabajo según el nivel de actuación por especialidades.

A partir de los problemas detectados en las actuales investigaciones durante la implementación de las primeras etapas de la investigación, la propuesta se inicia precisamente desde la fase de la denuncia, y se instruye a los servicios primarios de verificación de la información de cómo tienen que proceder al acudir a verificar la misma; por ello el diagrama de bloque establece las alternativas a tener en cuenta en dependencia del tipo de muerte hasta la coordinación final para proceder a la fase preparatoria para las primeras acciones por el grupo especializado. (Anexo 12.1)

El segundo diagrama de bloque establece un grupo de medios técnicos así como de especialistas que deben estar presentes. (Anexo 12.2). El tercer diagrama precisa acciones concretas que deben realizarse durante la primera etapa de prospección, desde la información y su recepción hasta el acondicionamiento para la fase activa de prospección al lugar del hecho (Anexo 12.3).

El cuarto diagrama de bloque consiste en la aplicación de los métodos criminalísticos y médico legales para el trabajo clásico del lugar del hecho, señalando aspectos en la aplicación del procedimiento que especifica los pasos a aplicar con los aspectos técnicos y la etapa de valoración de los resultados útiles para la aplicación de técnicas de investigación forense. (Anexo 12.4)

El quinto diagrama de bloque establece acciones generales que debe realizar el legista sobre el cadáver, prestando especial atención a los elementos criminalísticos por etapas de trabajo con el occiso, hasta establecer las circunstancias y causas de muerte. (Anexo 12.5)

El sexto diagrama de bloque precisa las técnicas forenses especiales a aplicar según los elementos aportados por las etapas anteriores y las particularidades del caso; por esa razón debe precisarse la variante de autor conocido o desconocido (Anexo 12.6)

Luego, para verificar la operacionalización de los núcleos esenciales de la investigación en función de la aplicación del procedimiento, se utiliza un instrumento que permite medir la calidad en tres dimensiones: su componente informativo, su componente perceptivo y el componente interactivo. (Anexo 13). Esta fase de la investigación permite la exploración precisa de las funciones comunicativa y perceptiva del estado actual, y la función operativa, hasta las indicaciones de las actividades a desarrollar para elevar la eficacia de los procesos que se realizan con la implementación de la propuesta.

2.5 Evaluación del procedimiento

Para la evaluación de la propuesta se desarrollan actividades expositivas que abarcan el estado actual de la temática y los instrumentos que permiten el diagnóstico, así como los resultados expresados en los aportes teóricos y prácticos de la propuesta como una alternativa a implantarse para elevar la eficacia de los procesos penales. La calidad del criterio de los evaluadores depende de la selección de las personas a participar, que incluye la calidad de las preguntas en forma de cuestionario dirigido a los expertos; para lograr este propósito se aplica una herramienta para determinar el Coeficiente de Competencia del experto (Coeficiente K), lo que facilita la pertinencia en la aplicación del Método Delphi estableciendo una escala de evaluación de alta, media y baja (Anexos 14 y 14.1) y se obtienen las características más significativas de los mismos; de esta forma se precisan los parámetros generales que poseen los participantes en la evaluación, posteriormente se procede a entrevistar a catorce expertos en las diferentes materias que involucra la investigación, desde la esfera jurídico penal hasta la pericial, con el objetivo de obtener su criterio. Para esta etapa de la investigación se utiliza el Método Delphi, y se procede a la interrogación de los expertos seleccionados con el soporte de cuestionarios sucesivos, a fin de poner de manifiesto convergencias de opiniones y reducir los consensos eventuales.

Para la presente investigación, tal como la metodología lo sugiere, se establece el criterio de expertos individualmente, con ello se evita el potencial liderazgo que pudiera influir tanto en la opinión como en la posición de expertos consultados. Se logra recurrir a individuos realmente competentes para responder las preguntas planteadas, de modo que cada experto responda la pregunta planteada y evalúe su propio nivel de competencia sobre cada pregunta. En el caso de la "Propuesta de un procedimiento pericial para las investigaciones del homicidio en el contexto cubano" se realiza una primera pregunta con escala Lickert del 1 al 10 para definir el grado de conocimiento que tiene del tema y posteriormente relaciona un grupo de fuentes para que declare a través de cuáles obtuvo el nivel de conocimiento evaluándolas de alto, medio, bajo. El tercer acápite evalúa la competencia y calidad del procedimiento propuesto, sus etapas, la posibilidad de favorecer el desarrollo de las actuales investigaciones del homicidio, si es aplicable a la investigación que se establece y el aporte a la metodología de investigación establecida, así como la interrelación entre los procedimientos médico- legales y criminalistas.

El cuarto acápite relaciona el aporte y pertinencia de la alternativa de no aplicarse en este contexto, la coherencia con las investigaciones criminales, la integración por competencias y la oportunidad de mejora continua de los procedimientos médico- legales en función de las investigaciones del homicidio; para lograr esta parte de la evaluación se establece una escala de mucho, bastante, adecuado, poco e inadecuado. (Anexos 15 y 15.1)

CAPÍTULO III. DISEÑO DEL PROCEDIMIENTO PERICIAL PARA LAS INVESTIGACIONES DEL HOMICIDIO EN EL CONTEXTO CUBANO ACTUAL

Actualmente en Cuba el porcentaje de hechos graves sin esclarecer es significativo, por lo que dotar a los procesos de mayor integralidad y mejores herramientas resultan imprescindible. La presente propuesta de diseño tiene como objetivo principal la aplicación conjunta de métodos técnicos y procedimientos tácticos y metodológicos aplicados a la investigación del homicidio intencional; supone una cohesión de las ciencias y especialidades específicas que comprenden el amplio espectro de las Ciencias Forenses, en aras de lograr la imprescindible eficacia y la pertinencia del proyecto social cubano. Se exponen, de conjunto, el desarrollo de cada paso del procedimiento propuesto, así como los resultados más significativos alcanzados en su aplicación.

3.1. Concepción del enfoque integrador a emplear para el diseño del procedimiento

Si se considera lo expresado en los capítulos precedentes, se requiere de un procedimiento pericial para las investigaciones del homicidio; sin embargo, también resulta evidente que para que dicho procedimiento sea práctico y eficaz a la vez, en la actualidad de Cuba, deben considerarse ciertas particularidades en su enfoque, las cuales contribuyen a la concepción del mismo; éstas son:

- El procedimiento debe ser dirigido a la función calidad, debido a que las actividades de los procedimientos periciales que se desarrollan deben ser gestionadas con enfoque preventivo para evitar defectos, errores y fallos en la actividad investigativa.
- El procedimiento debe ser sensible y capaz de modificar el ambiente de trabajo y el entorno en el que se desarrollen los procesos. Dado determinado tipo de acciones no conformes que puedan cometerse por el personal involucrado en su solución, las interfaces operacional y relacional permanentes entre los sujetos activos provocan que los riesgos potenciales puedan convertirse en reales y afecten a todas las partes a veces de manera no perceptible a simple vista o inmediatamente, pero igualmente dañinos, muchos de ellos detectados al final del proceso penal.
- El procedimiento debe poseer sentido estratégico: ante todo la búsqueda de un mejor servicio resultante, que conjugue aptitud, tiempo y desempeño profesional.
- El procedimiento facilitará el conocer con precisión, no solo quiénes son las partes interesadas, sino también cuáles son los requisitos que cada proceso pericial debe entregar al siguiente para cumplir las necesidades o requerimientos de los clientes.
- El procedimiento pondera al hombre como factor clave. El hombre es considerado un iniciador de procesos, del que también es agente activo. De ahí su importancia en este tipo de proceso pericial, y sobre todo sus posibilidades de comunicación y control en las interfaces tanto operacionales como relacionales, considerándolo como proveedor de datos e información, procesador, y decisor, siempre comprometido ante la sociedad.
- El procedimiento debe ser congruente con la misión investigativa que se plantee, así como con la jerarquía y complejidad que posea; también debe ser capaz de unir y comprometer a todos los miembros del equipo.

Todo lo anterior implica un enfoque revolucionario dentro del campo de la investigación pericial de homicidios, ya que permite romper esquemas vigentes durante años de accionar. La propuesta aporta un enfoque integrador al enfrentamiento pericial del homicidio, a la vez que representa un tránsito hacia lo que demanda la tendencia internacional en esta esfera a partir del contexto cubano actual; no se alteran las metodologías de trabajo vigentes actualmente, pero al insertarse en sus diferentes etapas el nuevo enfoque se aporta información desde la fase inicial de la investigación para el esclarecimiento oportuno del hecho, lo cual no sucede ahora. Se comparte el criterio de Provost y Langley [(110)] de que en calidad, al romper esquemas, se requiere creatividad donde no haya literatura ni experiencia anterior al respecto.

3.2 Diseño del procedimiento

Para el diseño del procedimiento se observa la secuencia que se expone en la Fig. 3.1, donde se destacan en forma gráfica las acciones siguientes: [(111)] establecimiento de los elementos de entrada para el diseño, actualización del estado del arte y de la práctica, el diagnóstico del estado actual de la temática, la definición de la estrategia capacitante para el personal implicado, establecimiento y/o actualización de procesos y requisitos de los procedimientos periciales específicos en homicidios, definición de objetivos, alcance y criterios de medida del procedimiento, propuesta de medios de control e información, establecimiento de compromiso de los implicados y responsables y propuesta de seguimiento y medición continuada. La Tabla 3.1 describe el procedimiento y señalan de forma sucinta el propósito y las acciones a desarrollar en cada paso.

. 3.1. Diagrama de flujo para el diseño del procedimiento para la investigación pericial en los homicidios en el contexto cubano actual.
Fuente: Elaboración propia

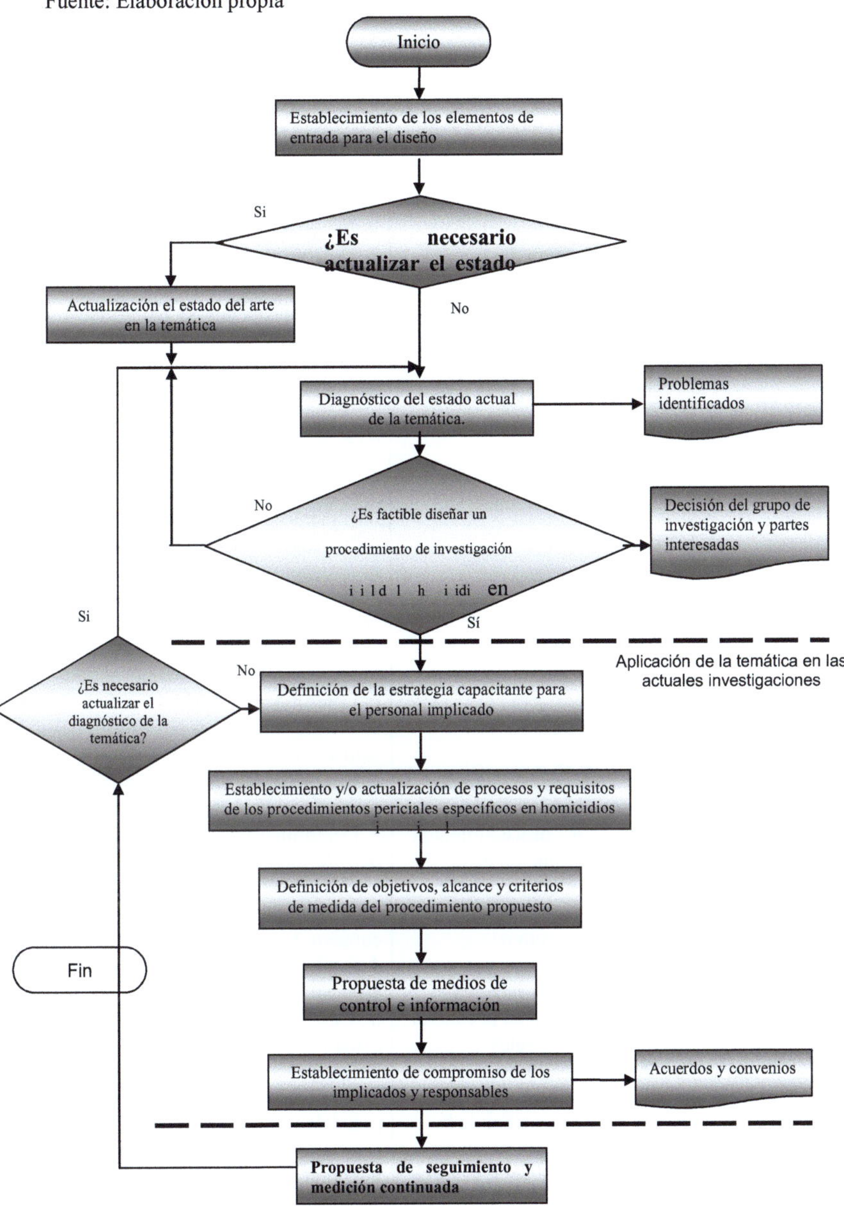

Tabla 3.1. Descripción del procedimiento para las investigaciones del Homicidio en el contexto cubano actual.

Pasos	Propósito	Acciones a desarrollar
Establecimiento de los elementos de entrada para el diseño	Considerar que las entradas se expresen en forma de invariantes del diseño del procedimiento, de modo claro y que permita su trazabilidad.	1. Determinar las invariantes que permiten mostrar su trazabilidad a lo largo del procedimiento y que estén asociadas al diagnóstico y conceptos definidos en la investigación.
Actualización del estado del arte	Determinar: 1. Si los cambios ocurridos en el entorno aconsejan realizar una actualización del estado del arte que respalda el contexto del procedimiento. 2. Si las posibles imprecisiones en las investigaciones actuales justifican la aplicación del procedimiento pericial como una propuesta eficaz. 3. Si es necesario realizar estrategias capacitantes.	1. Determinar si existen cambios en el contexto cubano actual que pueden influir en el contenido. 2. Determinar si existen cambios en la voluntad de las instancias facultadas que puedan influir en el enfoque del procedimiento y justifican la actualización del estado del arte 3. Determinar si la falta de estructuración de la Ciencias Forenses en el contexto cubano justifican la actualización del marco teórico. 4. Determinar la repercusión de los resultados en el diagnóstico y su influencia en la calidad de las investigaciones del Homicidio. 5. Determinar la necesidad de gestionar el proceso de las investigaciones forenses en la investigación del Homicidio. 6. Determinar los contenidos de la estrategia capacitante por niveles de actuación.
Diagnóstico del estado actual de la temática	Lograr: 1. Realizar el diagnóstico de la calidad de los procedimientos periciales en función de la investigación del Homicidio como ciencia y conciencia al inicio del proyecto de investigación. 2. Determinar los factores causales que afectan la calidad de los procedimientos periciales específicos. 3. Identificar los principales indicadores de gestión de la calidad y proponer su análisis para futuras investigaciones de validación.	1. Establecer las entradas al procedimiento 2. Determinar los problemas periciales que afectan la investigación del Homicidio. 3. Analizar el estado del arte en el contexto cubano actual. 4. Analizar el estado de las ciencias, especialidades y disciplinas de investigación en el contexto cubano actual. 5. Comprobar la coherencia y trazabilidad de los procedimientos periciales. 6. Analizar el liderazgo y papel integrador del médico legista. 7. Determinar si el sistema integrado de procedimientos periciales se

		efectúan con criterio de gestión de procesos. 8. Caracterizar el nivel de conocimientos sobre procedimientos periciales en la investigación del Homicidio en el contexto cubano por parte de los implicados en el proceso. 9. Determinar los factores causales que afectan la calidad de las investigaciones del Homicidio. 10. Identificar como propuesta los principales indicadores de la calidad.
Definición de la estrategia capacitante para el personal implicado	Lograr que: 1. Se corresponda con las necesidades de capacitación determinadas en el diagnóstico. 2. La capacitación sea eficaz.	1. Presentar las necesidades de capacitación identificadas. 2. Diseñar las modalidades de enseñanza a aplicar 3. Diseñar instrumento de medición de nivel de conocimientos antes y después 4. Comprobar la conformidad de contenidos con necesidades de investigación criminal e investigación científica.
Establecimiento y/o actualización de procesos y requisitos de los procedimientos periciales específicos en Homicidios.	Lograr que: 1. Los procesos periciales específicos se diseñen partiendo de los núcleos esenciales y las metodologías establecidas. 2. Trabajar con sentido preventivo buscando eficacia en los mismos.	1. Identificar los procesos periciales específicos. 2. Comprobar la inclusión de los procesos esenciales identificados. 3. Establecer la interrelación entre acciones o fases en los mismos. 4. Desarrollar esquemáticamente cada procedimiento específico de la investigación de Homicidios.
Definición de objetivos, alcance y criterios de medida del procedimiento propuesto	Determinar: 1. Los indicadores de calidad de los procedimientos médico legales y los relacionados con la actividad como propuesta. 2. La pertinencia de la propuesta 3. Los criterios de integración de las ciencias y especialidades de investigación como ciencia y conciencia (necesidad).	1. Definir las posibilidades de mejora de la calidad en el trabajo pericial. 2. Analizar la integración de las ciencias y especialidades de investigación como una solución de los problemas identificados en el diagnostico. 3. Determinar el alcance de la propuesta en su primera edición; para ediciones posteriores se analiza la posibilidad de ampliarlo de acuerdo a los resultados y las condiciones económicas y de competencias del personal implicado.
Propuesta de medios de	Lograr que: 1. Flujo constante de información para	1. Identificar los objetos de control en entradas, proceso y salidas.

control e información	retroalimentación de la investigación. 2. Fuente de verificación para objetivizar la información.	
Establecimiento de compromiso de los implicados y responsables.	Lograr que: 1. La propuesta se aplique a otras modalidades delictivas vinculadas al Homicidio, con retroalimentación constante. 2. La investigación del Homicidio se lleve a cabo con la concepción de gestión de procesos.	1. Presentar ante las instancias pertinentes la propuesta 2. Presentar los resultados de cada proceso específico al nivel que se determine por los líderes del proceso
Propuesta de seguimiento y evaluación continuada.	Lograr: 1. El control de brechas en la investigación. 2. La reestructuración de etapas a partir de los resultados obtenidos y las nuevas situaciones en el proceso de investigación pericial.	1. Realizar análisis de brecha en el cumplimiento del procedimiento. 2. Analizar el estado de reestructuración de etapas a partir de los resultados obtenidos. 3. Definir si los resultados del período y las nuevas condiciones socio-económicas requieren de un diagnóstico como base para renovar el procedimiento 4. En caso de no ser necesario actualizar el marco teórico y/o realizar el diagnóstico, el proceso de renovación se reinicia según procedimiento.

3.3 Desarrollo del procedimiento y resultados de su aplicación

Paso 1. Establecimiento de los elementos de entrada para el diseño.

No solo se requiere determinar las particularidades en el enfoque sino que a tenor de la importancia del problema científico enunciado y el contexto donde Cuba se inserta, resulta imprescindible definir y enunciar las entradas del procedimiento, que para esta investigación no son más que las invariantes que regirán su diseño. Dichas invariantes o líneas rectoras son:

- Carácter integral en el procedimiento y en los procedimientos periciales específicos que lo integran. Otorgar un enfoque integral a la investigación pericial facilita el desarrollo de los procesos involucrados, su análisis, la conjunción de diversas especialidades, la coordinación eficaz del trabajo entre diversas instituciones involucradas en el cumplimiento de la misión para brindar resultados conformes con lo establecido por la Ley para los expedientes.

- Actualización científico-técnica. En este tipo de actividad es imprescindible conocer los avances de la ciencia y la técnica tanto nacionales como internacionales, solo así podrá proyectarse adecuadamente.
- Correspondencia con lo recomendado por las bases legales, normativas y metodológicas vigentes. Es innegable que en los documentos de referencia debe observarse, dentro de lo posible, el vocabulario a emplear.
- Mantiene el hábitus característico de las instituciones involucradas en la investigación en una primera etapa, y mejorarlo después: Las instituciones responsables de la investigación pericial de homicidios generan y mantienen activamente su hábitus, pues son el resultado de la historia y producen prácticas individuales y colectivas sustentadas en sus propias experiencias de trabajo en un contexto político, social y económico concreto, lo que facilita en este caso establecer una retroalimentación constante para fortalecer y mejorar las respuestas originales.
- Lograr equilibrio entre los problemas técnicos y los elementos axiológicos: La calidad como idea y esfuerzo de todos, y de exclusiva responsabilidad del jefe, es una premisa de cualquier acción a su favor. Consiste en la definición colectiva por los equipos de trabajo del efecto obtenido en la investigación que realizan y de su propio trabajo, así como de los problemas que implica el logro de una imagen y prestigio. Los empleados reaccionan más favorablemente al reto de la calidad cuando se logra dicho equilibrio que con el único planteamiento del problema; a estos valores se les denomina elementos axiológicos. Se trata del análisis permanente de las interfaces caso/ investigadores.
- Normalización de herramientas, técnicas y procedimientos: Actualmente este proceso se realiza dentro de lo posible actualmente y según las características de los procesos periciales que se desarrollan, con vistas a facilitar su comprensión e implantación, con todo lo susceptible de ser estandarizado.

Paso 2. Actualización del estado del arte en la temática.

Dado el carácter del procedimiento, la evolución de las llamadas Ciencias Forenses, la tecnología cada vez más avanzada y los nuevos descubrimientos científicos y técnicos asociados a la temática, es preciso actualizar el estado del arte cuando sea necesario y/o influya negativa o positivamente en el desarrollo de las investigaciones periciales de Homicidios. Es un paso que requiere actualización y estudio continuado.

Paso 3. Diagnóstico del estado actual de la temática.

Para desarrollar este paso se emplea el procedimiento de diagnóstico que se muestra en el Capítulo II de la presente tesis. De él se derivan los problemas identificados que permiten responder a la factibilidad de desarrollar este procedimiento en el contexto cubano actual; dicha decisión involucra tanto a especialistas como a autoridades del territorio.

Paso 4. Definición de la estrategia capacitante para el personal implicado.

Mediante la estrategia capacitante elaborada a partir de las necesidades de capacitación determinadas en el diagnóstico (Capítulo II) se diseñan cursos de postgrado, diplomados y otras modalidades de la enseñanza continua para todos los participantes en el proceso de investigación pericial en el ámbito de la investigación. La guía de observación muestra cambios cualitativos significativos relacionados con el nivel de conocimientos, precisión y aplicación de procedimientos periciales en los homicidios seleccionados en la investigación, con lo cual se logra la integración esperada.

Los contenidos de las especialidades se vinculan también a las necesidades operativas de los órganos de investigación y partes interesadas, lo que resulta muy útil para trazar estrategias no solo con el fin del enfrentamiento sino con prospección hacia la prevención forense de los delitos. Entre las competencias que se logra alcanzar están las que muestra la Figura 3.2 la cual interrelaciona la investigación criminal con la científica.

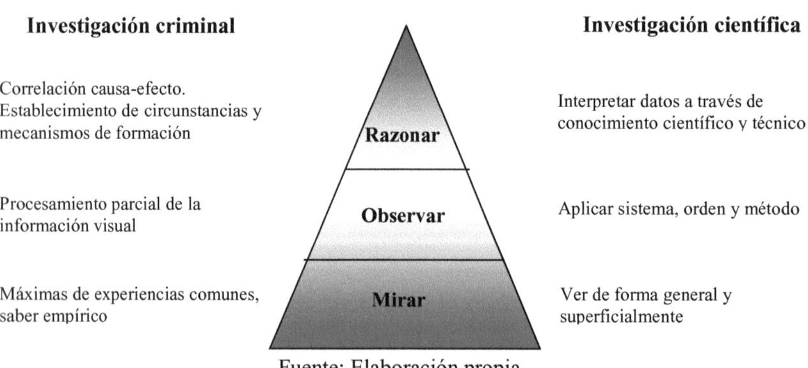

Fuente: Elaboración propia

Mediante el Modelo de Kirkpatric se evalúa la eficacia de la estrategia capacitante desarrollada. (Anexo 16)

Paso 5. Establecimiento y actualización de procesos y requisitos de los procedimientos periciales específicos en Homicidios.

Cada proceso incluido en el procedimiento donde existan dificultades con los núcleos esenciales determinados, lo inserta ya con precisiones para su solución; además se incluyen los resultados o experiencias obtenidas.

1. Precisión y aplicación de instrumentos para el fortalecimiento de la información preliminar.
2. Creación de encuestas para los actuantes en las primeras fases de la investigación con vistas a evitar fugas de información primaria de vital importancia.
3. Impartición de estrategias capacitantes como dos cursos de postgrado y dos diplomados por el nivel de actuación y responsabilidad en el proceso.
4. Garantía y organización del personal especializado y de los medios técnicos y logísticos necesarios para la investigación del hecho considerando sus características.
5. Integración de otros especialistas que pertenecen a las ciencias, especialidades y disciplinas que se vinculan desde las primeras acciones de la investigación.
6. Realización de reuniones de coordinación antes de cada procedimiento específico en la fase de prospección de la investigación.
7. Realización de conclusiones parciales y arbitraje de cada etapa.
8. Aplicación precoz de técnicas periciales en función del esclarecimiento del hecho.
9. Realización del levantamiento y estudio criminológico de la provincia en coordinación con el Grupo Acción Integral (GAI).
10. Realización del estudio criminológico riguroso y vasto de cada caso teniendo en cuenta sus particularidades.
11. Fortalecimiento de las etapas conclusivas de la investigación del Homicidio con arbitraje del proceso final.
12. Retroalimentación constante del equipo de trabajo.

Al trabajar preventivamente en el diseño se tiene en cuenta la aplicación práctica del procedimiento propuesto imbricada con las metodologías general y particular de este delito:

Proceso: Información preliminar

La investigación criminal es un sistema complejo basado en la recopilación de datos e información proveniente del lugar del hecho, de las víctimas y los testigos, y de un análisis de registros, acciones y procedimientos realizados.

La información preliminar se obtiene a través de los puestos de mando de la Policía Nacional Revolucionaria (PNR) previa estrategia capacitante, según el nivel de actuación que ofrece; también se emplean cursos de postgrado y diplomados a los oficiales de puestos de mando, jefes de pelotones de patrullas e investigadores criminalistas de toda la provincia.

Cada información es debidamente verificada y ampliada de acuerdo con las posibilidades; se establece de común acuerdo un punto de reunión para tomar las decisiones previas en los casos más graves, y relacionados con la preservación y abordaje del lugar, personal a incorporar, medios técnicos, logística, horario y las responsabilidades asignadas a cada miembro del equipo de trabajo, partiéndose para el lugar ya con la concepción de trabajo en equipo. El lugar designado para esta actividad es la primera unidad de la PNR de la ciudad de Santa Clara.

Se confecciona un manual metodológico que facilita aplicar la Orden No. 22 del Ministro del Ministerio del Interior, con una secuencia de las diferentes etapas de trabajo en el enfrentamiento de los hechos relacionados desde el punto de vista pericial.

Guido Berro proporciona información similar en el *Manual de Actuaciones Fiscales, Policías y Peritos* al referir que esta etapa de la investigación debe efectuarse de manera inmediata, en forma ordenada, minuciosa, metódica, completa e ilustrada, y hay que tener presente que no es prudente descartar ningún detalle, por más insignificante que parezca, por su probable significación en la cadena de hechos. (112)

En el lugar del hecho se estableció un grupo de trabajo que recibe y toma nota de todas las informaciones que son aportadas oportunamente, de esta forma se establecen dos niveles de aporte de datos e información: uno a nivel de los centros de dirección o puestos de mando del MININT, y otro directo en el lugar del suceso, lo que permite confrontar la información preliminar y con ello resta la subjetividad que se ofrece al principio de la investigación por las disgregaciones e incoordinaciones de las acciones a esa escala de trabajo.

Con la mayor cantidad posible de datos e información, siempre que racionalmente el caso lo permita, se parte para el Lugar del Hecho; no obstante, el flujo de información continúa a través de los puntos establecidos para ello, los cuales van enriqueciendo la base de datos del caso, y así establece un rango de prioridades a verificar y ampliar por la importancia que tiene en las primeras acciones que se establecen.

Es importante señalar que ninguna información se desecha por insignificante que parezca, para ello se estableció una encuesta con tres niveles de prioridad de información según la objetividad y precisión en ese momento (Anexo Información). Los elementos que se relacionan con la Información Preliminar, se muestran a continuación en la Figura 3.

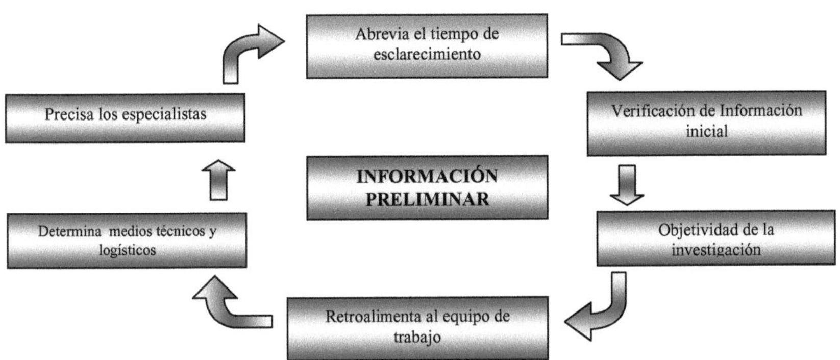

Fig. 3.3 Elementos que se relacionan con la Información Preliminar
Fuente: Elaboración propia

Proceso: Etapa preparatoria para la prospección inicial

La etapa preparatoria se caracteriza por dos momentos principales; primero el acondicionamiento de los medios técnicos, y segundo la planificación metodológica a emplear según las cualidades del caso que se investiga. Si la investigación de un homicidio se traduce en un fracaso, una de las causas principales de ello, en términos generales, radica en una inadecuada investigación que se practique en el lugar de los hechos. Se puede decir que el éxito de la diligencia dependerá de cómo se actúe en los primeros 15 minutos. (113)

- Acondicionamiento de medios técnicos.

En esta fase se acondicionan los medios técnicos del móvil integral y maletines operativos de los peritos, se delimita el área de trabajo de los especialistas para las investigaciones periciales de huellas y evidencias que se determine trabajar, se garantizan los suministros de electricidad con fuentes alternativas, se establecen los medios de comunicación y se precisa nuevamente la delimitación del lugar del hecho a través de cintas, vallas, sogas u otro material adecuado.

- Planificación táctica y metodológica.

La planificación de la estrategia de trabajo la impone el lugar del suceso, en dependencia de sus características y en consenso con sus especialistas, determinándose los procedimientos a aplicar inicialmente, a partir de una inspección estática, la cual precisa un grupo de elementos a tener en cuenta, de forma tal que una vez que se inicia la prospección en el lugar se caracterice por el dinamismo y la precisión en los procedimientos realizados, lo que no es sinónimo de rapidez ni superficialidad, de modo que no queden brechas para improvisaciones por algo que surja de imprevisto. Esta etapa la caracteriza el orden y la forma en que se aplican las primeras técnicas criminalísticas teniendo en cuenta la complejidad pericial del hecho, dado por las cualidades de las huellas y evidencias.

A través del Grupo Acción Criminal (GAI) y con la colaboración de la empresa GEOCUBA, se realiza un levantamiento geográfico de la zona a diferentes escalas, en el cual se utiliza el sistema de posicionamiento global, y se obtienen diferentes tomas que abarquen desde el reparto hasta la ubicación exacta del lugar y su colindancia, lugar de residencia de la víctima y del victimario (si se conoce su identidad); de esta forma se establece geográficamente el trípode criminológico, se indica aplicar el levantamiento criminal de la zona y sus características, así como los antecedentes del lugar culturales, sociales, delincuenciales, etc.

Proceso: Etapa de prospección

Los procedimientos periciales se aplican con carácter integral, se conjuga las técnicas criminalísticas y las médico-legales, y se mantiene la interdisciplinariedad entre ellos. Para mayor comprensión, se muestra la Fig. 3.4

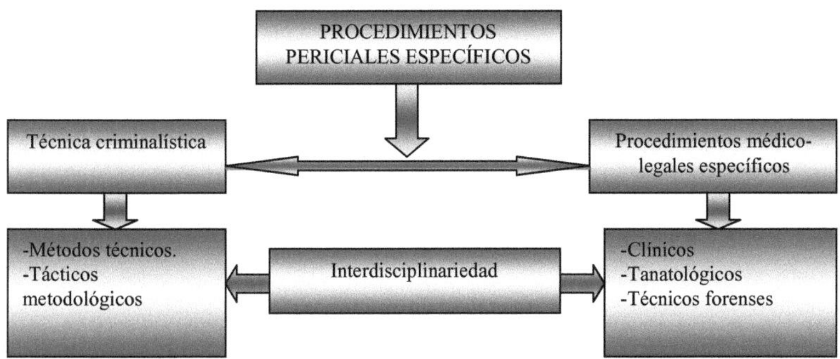

Fig. 3.4 Estructura de los procedimientos según el perfil de su aplicación
Fuente: Elaboración propia

Para desarrollar los primeros procedimientos técnicos, considerados como procedimientos específicos, se aplica un grupo de acciones ya aprobadas por consenso del equipo investigador y se seleccionan los casos según los requisitos que determinan su complejidad.
Proceso: Protección y aislamiento del lugar del hecho.

Para lograr su éxito es necesario comprender su importancia, la cual no se encuentra bajo la responsabilidad o custodia de la guardia especializada, sino que depende de la preparación teórica que con ánimo previsor se le exija a los que participan en la misma. En la gran mayoría de los países del mundo, los primeros en llegar al lugar del hecho son patrulleros y sus jefes de pelotones, quienes deben poseer conocimientos necesarios para abordar con eficacia esta fase inicial, ellos son los responsables de la perimetración primaria, aún cuando no conozcan la extensión del lugar, la misma debe ser lo más amplia posible, y cumplir con el principio de la racionalidad; luego que el grupo de trabajo delimitó inicialmente y en dependencia del hecho, el área física, esta puede ser ampliada o reducida según el caso. Esta fase es de verificación de los datos y de información inicial y preservación extensa de la zona.

Aparte de lo descrito, los integrantes de este grupo inicial deben ser activos y estar atentos a cualquier dato que surja por insignificante que parezca, tomar nota de todo cuanto se les informe y de quiénes son los que aportan esta información; deben mantener constante contacto con el puesto de mando de Instrucción, el que debe actualizar a la guardia especializada desde su conformación con los especialistas necesarios.

Este trabajo implica la necesidad inexorable de mantener la intangibilidad del espacio físico en el que puedan hallarse las huellas y evidencias, de las cuales se presume la mayor cantidad en su interior; por ello aparte de la presencia observable hay que poseer intuición y tener en cuenta aquellos elementos que por las características del hecho que se investiga pudieran encontrarse ocultos en las inmediaciones, así como evitar alteración, destrucción, manipulación, pérdida o sustracción de elementos útiles para la investigación del hecho; es necesario que este aspecto lo tengan en cuenta no solo el equipo de trabajo, sino las personas que preservan el lugar del hecho desde los primeros instantes en que se conoció. No obstante, la comunicación constante con este personal permitió alertarlos sobre este particular y tomar medidas que eviten la contaminación del material pericial existente.

- La protección del lugar del homicidio

Para la realización de este aspecto y otros relacionados con el lugar del hecho y sus investigaciones iniciales se tuvieron en cuenta aparte de los criterios del autor y de la Ciencia Criminalística cubana, manuales y metodologías de otros países. [114, 115, 116, 117]

Si se toma en consideración lo expuesto por los documentos antes señalados se determina realizar las siguientes acciones para uno de los casos de la muestra, las cuales quedan incorporadas al procedimiento:

- Mantener en estado de alerta al equipo, a partir de la premisa de que pudiera estar en curso otro delito.
- Establecer guardias en vías de acceso.
- Delimitar inicialmente el área por la guardia o servicio de patrullaje a través de cintas o sogas.
- Impedir que personas no autorizadas tengan acceso al lugar de los hechos.
- Mantener el lugar libre de personas ajenas al caso, exceptuando aquellas que oficialmente se vinculen al caso.
- Entrevista a las personas que tuvieron conocimiento del delito, manteniéndolas separadas, a fin de evitar conversaciones entre ellas.
- Proteger aquellas pruebas que pudieran ser dañadas por el clima o por aspectos éticos, preservar los indicios perecederos y prevenir que se manipulen o alteren las huellas y evidencias, así como bienes materiales del Estado.
- Mantener el contacto rápido de todo lo observado o situaciones que surjan relacionadas con el delito, a fin de dotar a la investigación los especialistas, medios logísticos y personal auxiliar necesarios para la prospección del lugar del hecho.
- Identificar con los medios disponibles a otras personas como víctimas, testigos o

autores.

- Brindar contención a víctimas y testigos si fuese necesario.
- Tomar relación de las personas que por razones de trabajo penetren en el perímetro asegurado.
- Advertir a las personas que ingresen al lugar del hecho, como personal fúnebre u otros cuya presencia es inevitable, sobre la ubicación de huellas e indicios con el fin de que no las modifiquen, destruyan o contaminen.
- Controlar estrictamente que no se incorporen elementos extraños al interior del lugar del hecho.

Dada la diversidad de los hechos y circunstancias que se producen, no es posible establecer normas rígidas para el orden que se debe seguir en la observación del lugar de los hechos, ya que es extremadamente difícil encontrar dos casos iguales.

Para ello se diseñó un curso de postgrado a los jefes de estaciones de la PNR e investigadores criminales municipales, puestos de mando de la policía en la provincia, y jefes de pelotones de patrullas, con un sistema de contenidos elementales para dominar esta fase de trabajo, y se definió el límite de sus acciones y facultades, con énfasis en la importancia del trabajo inicial y el papel que desempeñan, justificado precisamente por ser los primeros en abordar el lugar de los hechos. Esta superación no se enfocó solamente en la preservación del lugar en las diferentes circunstancias en que se puede presentar, sino que se les entrena en la búsqueda, recopilación y compartimentación de información, con las coordinaciones establecidas con la jefatura de las respectivas unidades así como de aseguramiento provincial del MININT, con el fin de otorgarles medios técnicos imprescindibles para el enfrentamiento a estos hechos, sogas para límites, nylon para protección de huellas o evidencias que puedan ser alteradas por efectos climatológicos, ambientales y por razones éticas; además, se les suministran agendas para tomar nota de informaciones, vallas, medios de comunicación portátiles, y se prevé si el lugar es intransitable con vehículos y es necesario que el patrullero o investigador se aleje del mismo manteniendo comunicación constante con el centro de dirección o puesto de mando y que este a su vez porte la mayor cantidad de información veraz y fidedigna para aportarla al equipo de trabajo antes de su partida al lugar del hecho, y así lograr la excelencia en esta primera e importante etapa inicial.

El Diplomado en Ciencias Forenses, cuyo programa se anexa a la investigación, se ejecuta en coordinación con la Facultad de Derecho y su Vicedecanato de Investigaciones de la

UCLV, para instructores penales, peritos criminalistas e investigadores de la Policía Técnica Investigativa (PTI), que integran la guardia especializada y otros que conforman la Orden 22 del MININT, los que se incorporan a la investigación en dependencia de la gravedad de la situación y el grado de complejidad; se imparten fundamentos teóricos actualizados las cuales rompen viejas concepciones y parálisis paradigmáticas, que mantienen algunas etapas de la investigación criminal y es específica de homicidios en la provincia, insistiéndose en la unidad, racionalidad, dirección única y profundidad en la investigación del homicidio, así como en la importancia de la creación de una base de datos con elementos de vital importancia para el levantamiento criminológico de la provincia (Criminología Clínica) y su posterior utilización en otras investigaciones. Esta superación incluye revisión de todos los procedimientos específicos a realizar en cada etapa de trabajo, así como la revisión de los medios técnicos con los que se cuenta y de los que se carece.

Proceso: Inspección del lugar de los hechos

La descripción de este procedimiento específico es compleja si se pretende unir todo lo que se realiza en ello, puesto que la concepción de trabajo integral concibe que cada miembro del equipo de trabajo haga su labor según el objeto de su encomienda, pero algo sí está bien determinado: se establece una inspección general pasiva previa que se caracteriza por la observación de exteriores del lugar, enmarcación geográfica, establecimiento de perímetros, linderos, vías de acceso, caminos, carreteras, vecindario, clima, horario, así como todos los elementos necesarios sin discriminar inicialmente alguno: es más útil para la investigación que se comienza no desechar información por exceso que no contar con ella por superficialidad; esta primera observación permite establecer él o los tipos de inspecciones activas a realizar. Lo descrito anteriormente permite clasificar el lugar del hecho desde el punto de vista geográfico y estructural.

El procedimiento específico que se aplica tiene en cuenta la participación directa en el lugar del hecho del psicólogo y psiquiatra forenses que conjuntamente con otros especialistas del equipo de trabajo realizan la perfilación criminal desde el lugar del hecho, procedimiento específico que no se aplica en la actualidad y que provoca pérdida de oportunidad en el esclarecimiento del hecho, así como fuga de datos e información clave la cual debe ser aportada a los órganos de investigación como una forma de abreviar el esclarecimiento del hecho. Esto permite una óptima captación de aquellos elementos que se analizan del lugar del hecho para la realización de este procedimiento pericial que tanto aportó a las investigaciones del homicidio en Villa Clara.

Teniendo en cuenta la complejidad pericial del caso, por la cantidad, disposición y distribución de huellas e indicios se designa un coordinador del trabajo que puede ser otro perito, con el fin de listar todas las acciones que se realizan, así como las pendientes por diferentes razones muy particulares, estableciéndose una organización inicial de la siguiente forma:

- Redelimitar el perímetro si fuese necesario a fin de protegerlo y asegurarlo.
- Penetrar en el interior del perímetro solo con el vestuario establecido.
- Entrar en el orden establecido según lo planificado en la etapa preparatoria.
- Mantener en el interior del perímetro la menor cantidad de personal posible teniendo en cuenta los especialistas por el orden de actuación.
- Colocar las sendas de paso para el personal que acceda al interior del lugar del hecho, estableciendo las rutas para trasladarse al interior del mismo, a fin de que solo los peritos del lugar del hecho aborden aquellas zonas que no incluyen ese rango.
- Ajustarse solo a la descripción de todo cuanto se observe, no arribar a conclusiones precoces que puedan viciar el caso.
- Abstenerse de fumar o salivar en el interior del perímetro.
- Los peritos criminalistas especialistas en el lugar del hecho son los únicos facultados para descartar un elemento que se encuentre en el interior del perímetro, previa consulta con el Instructor Penal.
- Establecer los posibles vínculos del lugar principal con otros y relacionarlos entre sí con los elementos conocidos hasta el momento.
- Dejar constancia de los elementos periciales que levanten del lugar, así como de los que inevitablemente han sido modificados.
- Arbitrar todos los medios a proteger en las diferentes etapas de trabajo.

Se clasifican los perímetros en tres tipos de zona.

1. Zona crítica: lugar donde se encuentra el mayor número de huellas y evidencias.
2. Zona restringida: zona de libre circulación pero solo por el personal especializado.
3. Zona amplia: sector de libre circulación y permanencia.

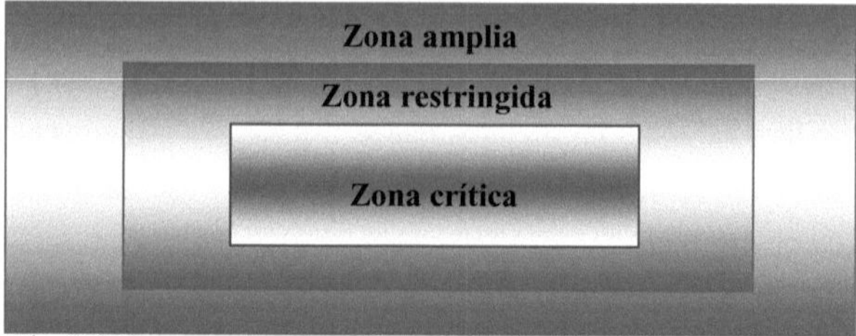

Fig. 3.5 Esquema que muestra la delimitación de los perímetros
Fuente: *Manual de procedimientos periciales para la preservación y protección del lugar del hecho en Argentina.* Elaborado por Álvarez López perito médico principal de la procuraduría [118]

Tabla 3.2 Criterios de clasificación

• Clasificación geográfica	➢ Lugar urbano ➢ Lugar rural
• Clasificación del entorno	➢ Lugar cerrado ➢ Lugar abierto
• Clasificación por la complejidad investigativa	➢ Simple ➢ Complejo
• Clasificación por la acción	➢ Lugar de premeditación ➢ Lugar de ejecución ➢ Lugar de liberación

Método para lugares cerrados

1. Desde la entrada principal del escenario primeramente se dirige la vista al interior del inmueble, y se abarca con la mirada el lugar (de derecha a izquierda) y viceversa cuantas veces sea necesario; de esta forma se recibe la información indiciaria general de las características del hecho.

2. De acuerdo con la información que se va obteniendo, debe acercarse al centro mismo del lugar de los hechos y seleccionar las áreas por donde se realiza el desplazamiento.

3. A partir del centro del lugar, se inicia el riguroso examen del indicio principal, que en el caso del homicidio es el cadáver. Se pone especial cuidado de identificar todo lo que esté en posesión o alrededor de ellos, como objetos, huellas, entre otros, a fin de establecer la vinculación de estos con el hecho, en dependencia del mismo.

4. Después, en forma de espiral, deben observarse todas las áreas cercanas y distantes alrededor del indicio principal, efectuándose el desplazamiento con sumo cuidado también

en espiral, sin que quede inadvertida una pulgada del piso o soporte y sus muebles, hasta llegar a la periferia, en dependencia de las características del lugar del hecho.

5. Se examinan de manera minuciosa los muros, las puertas y ventanas y el techo, dirigiéndose la vista de arriba-abajo y viceversa.

6. Se dan las indicaciones para que sean tomadas las fotografías necesarias previa medición, las cuales deben ser descritas de forma manuscrita y planimétricamente a fin de aplicar luego software.

7. Se registra la ausencia de evidencias o huellas, que de acuerdo con las características del hecho se supone que deben hallarse y no son detectadas.

8. Cuando sea necesario, se recurre al auxilio con instrumentos ópticos de aumento para una mejor observación de las evidencias.

9. Se toman las medidas necesarias para no destruir o alterar el lugar del hecho por si es necesario reiterar la inspección.

Método para lugares abiertos

1. Previamente protegida un área de por lo menos 50 metros de diámetro, se toma como centro el sitio exacto de los hechos, y se observa primeramente en forma preliminar desde un punto periférico, de modo que se abarque con la vista de un lado a otro hasta percibir la información general que se desea.

2. Una vez seleccionadas las áreas por donde se realiza el desplazamiento, debe de ubicarse en el centro mismo del lugar de los hechos y proceder a examinar el indicio principal; en este caso puede ser un cadáver.

3. Dirigir la vista en forma de espiral, con vistas a examinar todas las áreas cercanas y distantes alrededor del indicio principal hasta llegar a la periferia.

4. En caso de existir alguna duda, se repite la operación de la periferia al centro, hasta tener seguridad de que nada queda inadvertido.

Primeramente se establece el lugar por el que penetran los denunciantes, que debe ser, a menos que se justifique por alguna razón técnica, la misma vía por donde se verifica la información por parte de los patrulleros o personal designado por el puesto de mando del MININT. A partir de ahí se coloca una senda de pasos por donde se accede, lo más próximo posible al lugar o lugares a trabajar, en ocasiones se necesita aplicar sendas elevadas para manchas de sangre u otros elementos de interés criminalístico, evitándose que sean alteradas, pero por su ubicación se hace imprescindible pasar por encima de ellas. Lo anterior tiene dos importancias trascendentales, la primera permite la integridad del lugar o sea la reproducción firme tal y como la abandona el autor, y la segunda la protección para reiteraciones posteriores de inspección de la que ya se referencia con anterioridad y se amplía más adelante. Se entiende necesario señalar que a este procedimiento le precede uno criminalístico, consistente en la aplicación de la Técnica Canina, la que posee sus requisitos establecidos para preservar el lugar sin que el can o su entrenador modifiquen el lugar del hecho.

Este método inicial se basa fundamentalmente en la metodología criminalística establecida que parte de la observación, descripción, fijación fílmica y medición de todo cuanto se observe; es un error tratar de buscar explicaciones y mucho menos arribar a conclusiones por sencilla que parezca la situación. La duración de esta fase de inspección depende del caso, apresurarse es otro de los errores que se cometen, el autor es de la opinión que solo se busca lo que se piensa y solo se piensa en lo que se tiene un previo conocimiento.

El abordaje al lugar de principal (lugar del ejecución) se planifica previamente, absolutamente nada se improvisa en el momento de la fase de trabajo, en esta investigación se coordinan todas las aplicaciones técnicas: primero el can y su entrenador; se discute con este último el procedimiento a aplicar para no alterar el lugar, para prever el borrar indicios o agregar falsas huellas o indicios. En ocasiones en dependencia de la complejidad del hecho, se levanta primero un croquis con la ruta de acceso a realizar, teniendo en cuenta las características criminalísticas del recinto, esta información llega al investigador a través de los vecinos, residentes de la vivienda, del denunciante que descubre la situación, desde la observación de otros planos. Este procedimiento es importante pues permite establecer rutas de acceso u otras alternativas que puedan presentarse en la fase activa de la inspección; baste señalar que en dependencia de las características del diseño interno del lugar del hecho se aplica el tipo de inspección; se consideran los siguientes:

- Método lineal.
- Método espiral.
- Método por cribas o franjas.
- Método por enlace.
- Método por cuadrícula.
- Método de punto a punto.

Esta estrategia permite abordar el lugar del hecho seguro, con una concepción amplia de lo que se requiere para ese instante, sin dejar margen a las improvisaciones, permitió establecer el orden y secuencia de huellas y evidencias acorde a su importancia preliminar y forma en que se presentan.

No se describe el procedimiento específico de la Técnica Canina, solo se hace mención, por tratarse de un procedimiento puramente criminalístico ya establecido; no obstante se realizan listas de chequeo por los especialistas para organizar el procedimiento y homogenizar su práctica en la investigación.

A continuación de manera sencilla se relacionan los procedimientos específicos aplicados:
- Extracción de huella de olor directa con aplicación de la técnica canina desde el interior del lugar del hecho.
- Huella de olor de objetos que se extraen del interior del lugar para no alterar con el can el lugar del hecho debido a las características de las huellas y evidencias.
- Huellas de olor indirectas de lugares donde debe haber quedado impregnado el olor del autor del hecho.
- Fijación fílmica, fotográfica y planimétrica del recorrido del can.
- Reforzamiento de la huella de olor durante el recorrido.
- Rastro inverso.

Proceso: Señalización de huellas e indicios.

Primero se seleccionan las áreas para el desplazamiento de los peritos y del fotógrafo con las sendas de paso descritas. Este procedimiento específico se realiza considerando dos criterios, primero el orden de aparición en el lugar según su abordaje y el segundo elemento está dado por su importancia. Para dicha señalización se utilizan las pirámides numéricas de color amarillo establecidas por la Dirección de Criminalística (DCRIM), otras redondas lisas, y escalas de diferentes tipos según el lugar, lo que asegura que no existan otros lugares asociados al área investigada y debidamente protegida, e incluso se establece el anotar las evidencias que no se encuentran y que por su naturaleza deben haber estado.

No se mueve absolutamente nada realizando el procedimiento específico previo siguiente: primero se identifican indicios o huellas, segundo se describe su ubicación señalizándola en el croquis, fijación planimétrica, medición, y se filma con imagen digital y video; luego de consultar entre el equipo se decide qué puede moverse o a qué se le realiza prueba en el lugar.

Procedimiento: Fotografía y fílmica e informática criminalística.

La fílmica se aplica inicialmente según la rutina formal, primeramente la fotografía de orientación que es la que permite delimitar la ubicación a distancia del lugar de los hechos, vías de acceso, recursos naturales, topografía del terreno, colindancias entre otros a gran escala. La segunda en el orden establecido es la de revista, consistente en una reducción de la escala donde varios elementos relacionados con el lugar, por ejemplo, el cadáver con los objetos que se relacionan dentro de una habitación, cuerpo del occiso-armas ubicadas en las proximidades del mismo, relación con la mesa del comedor, con la silla fracturada, con el recipiente de agua fragmentado en el piso, la cual se toma desde diferentes ángulos útiles para la técnica de planimetría forense, la tercera fotografía es la central. La misma muestra el elemento esencial o principal a señalar con sus características y particularidades, como signos de violencia, vestuario, características generales, elementos muy cercanos que se relacionan, entre otros; similar a la anterior se toma desde ángulos cruzados para introducirlos en software con fines periciales. La fotografía detallada significa las características específicas de los indicios, las cuales se ajustan con escalas y la numeración respectiva; son muy útiles y decisivas en la realización de peritajes trazológicos en soporte electrónico con el uso de programas afines y no específicos.

Se toman filmaciones de todos los casos seleccionados introducidos en Tercera Dimensión (3D), para aplicación de técnicas de planimetría, dinámica criminal y perfilación criminal con el uso de software específicos y no específicos.

Posterior a la aplicación de fotografía judicial ilustrativa y estudio planimétrico, se realizan los levantamientos, el embalaje de huellas e indicios por parte del perito criminalista; se establece una primera y muy breve fase conclusiva antes de levantar el cadáver, con el fin de revisar las fotos tomadas y establecer la ausencia o necesidad de otras tomas.

Procedimiento de Levantamiento de Cadáver.

Este procedimiento médico-legal se realiza según lo establecido, siguiendo la metodología, pero se aplican varias técnicas no muy usadas en el territorio, como la colocación de sendas de paso para acceder a este, sin destruir posibles evidencias al paso del médico técnico o funerarios; se delimita tanto la dirección de abordar el cuerpo de la víctima como la silueta, envoltura en manos, calzados, pies, para garantizar que durante el traslado no se extravíe un indicio o lo que es peor se contamine, manipulando el o los cadáveres lo menos posible en el lugar del hecho, se establece una senda para extraer al cadáver del lugar con envolturas que impiden el derrame de sangre y con ello la contaminación o confusión posterior.

El autor es del criterio de que siempre que se puedan preservar los elementos de interés criminalístico que se encuentren en el cadáver esto se haga; así se debe manipular lo menos posible en el lugar del hecho al occiso, no realizándose ensayos innecesarios que puedan retardar la estancia de la víctima en el lugar o lo que es peor, mostrar falsos resultados. Debe tenerse en cuenta que los medios técnicos para este tipo de procedimiento específico en el lugar del hecho no son frecuentes en el contexto cubano por limitaciones en la disponibilidad de dichos recursos. Después de aplicada la técnica canina, el laboratorio procede al levantamiento de huellas de olor, las que son útiles tanto para el trabajo de los perros en el laboratorio como para el reforzamiento de la huella de olor durante el rastro del can; es necesario señalar que este procedimiento se realiza durante la fase de trabajo o plena prospección en el lugar del hecho por cuanto la huella de olor debe permanecer en el fragmento del material receptor lo más hermético posible y en el interior de un papel metálico al menos treinta minutos.

Un principio de la Criminalística francesa plantea que se debe llevar el mínimo de personal al lugar del hecho; lo que a veces es mal interpretado por algunos ejecutivos de laboratorio quienes impiden que acudan todos los peritos que intervienen en la investigación. En nuestro criterio al hecho deben acudir los peritos necesarios según el caso, y en el instante de abordarlo sí deben penetrar en el orden necesario, según la prioridad a trabajar y la metodología establecida. Se deben registrar todas las acciones, incluso se recomienda que se designe a un perito o investigador que realice esta actividad, posteriormente se coloca la numeración en forma de pirámides, generalmente de color amarillo, de todas las evidencias que se observen en números consecutivos, las que se ubican según su orden de aparición en el lugar y de esa misma manera se reflejan en el croquis.

Es preciso recordar que las pericias médico-legales en el lugar del hecho están centradas en el estudio del occiso, aunque el médico debe poseer los conocimientos imprescindibles de Criminalística, con el objetivo de hacer una interpretación del hecho y lograr una relación interactiva de este, útil para la aplicación de técnicas periciales que aporten elementos para la investigación criminal en función del esclarecimiento del hecho. Esto se logra con la aplicación de procedimientos periciales que dirijan el trabajo, por ello en primer lugar se precisan los indicios más significativos que se relacionan con la práctica médico-legal, como son:

- Sangre.

- Semen.
- Pelo.

Procedimiento pericial específico para el trabajo con indicios de mayor interés médico legal.

El análisis de patrones de máculas de sangre, pelos y otros es realizado rutinariamente en lugar de crímenes violentos (homicidio, violación, etc.) y sobre diferentes soportes. Los médicos participantes, por ejemplo, entrenados en el análisis de patrones de máculas de sangre, pueden obtener información a través de un estudio detallado, según la distribución, mecanismo de formación, data, y tamaño de las máculas de sangre sobre la víctima, el sospechoso o en el lugar del hecho, lo que puede ser útil en la interpretación y reconstrucción de los eventos que causaron el patrón. Los legistas del territorio pueden ser llamados para examinar o reexaminar el lugar del hecho, ropas o resultados de pericias, a partir del principio de preservación secundaria del lugar para reiteraciones de inspección o reinspección si fuese necesario. Es importante reconocer la importancia de llevar a cabo experimentos para soportar sus hallazgos indiciarios.

Desde el punto de vista de la pericial, los peritos del equipo pueden:

- Levantar con calidad los patrones de máculas de sangre, semen y pelo.
- Reexaminar los indicios previamente examinados por la instrucción.
- Ayudar en la búsqueda de máculas o fibras no halladas previamente y asegurarse de que no se pierda ninguna.
- Examinar los patrones de sangre hallados e interpretarlos para probar las distintas hipótesis producidas.
- Si existen lugares alternativos examinarlos y relacionarlos entre si.

El perito, así mismo puede:

- Chequear si los procedimientos utilizados para verificar los indicios de máculas, y los indicios en general, cumplen con los requisitos para determinaciones.
- Discutir la interpretación de los patrones con el perito criminalista e instructor penal, explorando debilidades y fortalezas de la interpretación.
- Chequear y valorar la integralidad y objetividad del informe oficial.
- Producir detallados informes de los hallazgos, e incluir fotografías, diagramas y estudios planimétricos cuando fuera apropiado.

- Valorar la interpretación de los indicios principales examinados y cualquier prueba científica subsiguiente dentro del contexto de las circunstancias del evento y la posterior investigación.
- Examinar y cuestionar la adhesión, la calidad, la validez de las pruebas y resultados.
- Examinar y cuestionar la integridad y continuidad de los indicios.
- Chequear la posibilidad de cualquier contaminación potencial de los indicios.

Procedimiento pericial específico para semen.

Las agresiones sexuales constituyen uno de los mecanismos que desencadenan con frecuencia los homicidios; las circunstancias son diversas, entre ellas la pérdida de control de la situación, el victimario trata de ocultar su identidad y evitar la denuncia del delito, la víctima puede victimizarse y agredir al victimario en repudio a la acción, entre otros. Las lesiones son de difícil diagnóstico diferencial pues son similares a las causadas por los mecanismos convencionales de homicidio, en ocasiones solo la intuición e información del perito y el equipo de investigación pueden hacer el diagnóstico, por ello ante dicha sospecha se debe realizar el examen ginecológico de la víctima, profundizándose en el examen de la cara interna de muslos, periné y vulva, presencia de sigilaciones tomando muestra para realizar peritaje de fluido vaginal y detectar la presencia de semen para posteriores investigaciones criminalísticas de identificación.

Desde el punto de vista pericial los peritos pueden:

- Realizar el examen ginecológico lo más rápido posible, antes de proceder a la necropsia médico-legal para evitar contaminación o desnaturalización de la muestra.
- Realizar pruebas de orientación en el lugar del hecho a través de luz ultravioleta (UV) para la búsqueda de posibles manchas seminales.
- Investigar exhaustivamente el vestuario, con énfasis en la colocación de este respecto a la víctima, signos de violencia, presencia de manchas seminales, fibras, examen del lecho subungueal de ambas manos.
- Realizar exudado vaginal con dos aplicadores independientes, y con la utilización de espéculo.
- Fijar fotográficamente de todas las lesiones que justifiquen agresión sexual sigilaciones, mordidas, etc.
- Examinar la esfera anal con aplicación de frotis de las paredes cierre si se sospecha de penetración a este nivel (fisuras, erosiones).

El semen no siempre es detectado, por ejemplo, el asaltante puede haber utilizado un preservativo, puede haber ocurrido la eyaculación externa o simplemente no haber ocurrido.

Procedimiento pericial específico para pelo.

El pelo es considerado un indicio importante en una gran variedad de crímenes. Las pericias sobre pelos tienen gran importancia, a pesar de que los investigadores aún no han tomado total conciencia de ello. La búsqueda también es importante. El pelo puede encontrarse sobre la víctima, en las ropas de ésta, debajo de las uñas, entre los dedos, en ropas de cama, peines, cepillos. La suciedad adherida al cabello es a menudo más importante que el cabello mismo.

Por lo tanto, cuando se encuentra un cabello no se debería tomarlo entre los dedos. El uso de una lente ayuda en muchos casos a determinar la dirección de la punta y de la raíz del cabello; el cabello debe ser colocado sobre un papel y fijado mediante dos tiras engomadas.

Desde el punto de vista pericial nuestros peritos establecen:

- Diagnóstico específico.
- Lugar del cuerpo del cual proceden.
- Si el pelo es cortado, arrancado o caído.
- Si están teñidos o decolorados.
- Si el pelo corresponde a un individuo de determinada profesión.
- Traumatología del pelo.
- La distancia desde la cual el tiro fatal fue disparado, en los casos de muerte por arma de fuego.
- La posible existencia de veneno en el sujeto del cual proceden.
- El grupo sanguíneo del individuo del cual proviene.
- Si es un cabello sano o padece alguna enfermedad que permita su tipificación.
- Contenido de trazas de elementos inorgánicos metálicos.

Todo lo anterior permite, que al culminar el trabajo en el lugar del hecho el equipo de investigación en la reunión conclusiva antes de retirarse de éste, obtenga precozmente tres valoraciones periciales importantes:

1. Valoración criminalística.
2. Valoración médico-legal.
3. Valoración psicológica.

Procedimiento específico de necropsia médico-legal.

Los objetivos de la autopsia médico-legal son:

1. Contribuir a establecer la causa, manera, dinámica y mecanismo de muerte.
2. Obtener información respecto a las circunstancias que rodearon la muerte y condiciones vitales del occiso.
3. Identificar mediciones, fijar fotográficamente, recuperar y preservar huellas y evidencias.
4. Contribuir a establecer o verificar la identidad del occiso.
5. Establecer la data de muerte o verificar la ya establecida de vida.
6. Establecer relación con el lugar del hecho.
7. Precisar los elementos necesarios para establecer el perfil criminal.

La autopsia médico-legal es un procedimiento técnico que debe tener su base científica regulada por una metodología que se emplea según las características del caso en particular, pero tiene aspectos generales cuyo cumplimiento es obligatorio. En esta investigación, para este procedimiento, se establecen los siguientes requisitos:

- Obtención de la mayor información posible antes de su realización, incluso en la existencia de casos cuya muerte se produce durante el trayecto al hospital o ingresado en el cuerpo de guardia, las cuales previa coordinación con familiares se retiene el cadáver en la morgue y se parte hacia el lugar del hecho, se aclara que para "integrar la información" , la metodología vigente establece en elaborar un análisis de los hallazgos en las muestras analizadas con referencia a la información disponible. Esto implica un cierto grado de interpretación, el cual obliga a discriminar los datos objetivos de las apreciaciones interpretativas, que podrían variar si la información que constituye el marco referencial cambia, o según el nivel de conocimiento del perito o la calidad de la información aportada.
- En los casos descritos anteriormente se filma de forma general el cuerpo de la víctima con las lesiones más significativas, las cuales se reproducen en el local móvil de trabajo, en el lugar del hecho, a fin de establecer los elementos de interés pericial que aporten información precoz a la investigación y esclarecimiento del hecho.
- Debe habilitarse al investigador del hospital con bolsas para el embalaje de vestuario u objetos del paciente lesionado que puedan ser portadores de huellas de interés en la investigación.

- Los especialistas deben realizar los ensayos o pruebas se aplican por los especialistas con la mínima manipulación del cadáver.
- Documentar los hallazgos de los diversos elementos examinados, para que se pueda revisar, de manera confiable y las veces que se requiera, los elementos en que se basan los juicios formulados en los diferentes pasos del procedimiento. Esto incluye descripciones, fotografías, videos, elementos físicos, muestras biológicas o químicas, etc., e implica desarrollar primero los exámenes que no alteren las condiciones de la muestra. Los procedimientos deben permitir al máximo, dentro de lo posible, que la muestra constituya una prueba controvertible.
- Preservar almacenadas las muestras obtenidas y sus remanentes para procesarlas nuevamente cuando sea necesario, cuando la prueba sea sometida a controversia o cuando los nuevos hallazgos de la investigación criminalística aporten otros elementos para reexaminar u orientar a nuevos exámenes. Esto significa que se dispuso una cadena de custodia apropiada.
- Si la víctima es llevada al hospital, los investigadores deben acudir allí en busca de información sobre los hechos. Debe registrarse el nombre del médico responsable, y si hay entrevista o declaraciones antes de morir. También deben recuperarse las prendas y otros elementos como documentación, etc.
- Aspectos logísticos para la práctica de la necropsia.

En este aspecto aunque se presentan serias dificultades por razones inherentes a la investigación debido a estructura y deterioro del local entre otras, se toma un grupo de medidas por el equipo de trabajo como la obtención de frascos para muestras, bolsas para embalaje, luces auxiliares, lupas, medios fílmicos adecuados, luces alternativas para ensayos (como la ultravioleta), hisopos, tubos de ensayo, reglas, balanzas y el instrumental de necropsia disponible.

- Técnica de necropsia.

La técnica de necropsia se lleva a cabo según las normas establecidas para este procedimiento, y se toman todas las precauciones para impedir el escape de una huella o indicio imposible de recuperar posteriormente. Todas las necropsias se fijan fílmica y fotográficamente para posteriormente utilizar técnicas en 3D, si fuese necesario.

Todos los elementos que se exponen en la metodología establecida se realizan según los siguientes métodos: búsqueda de huellas, descripción, fijación, medición, levantamiento y embalaje; se incluye criterios resultantes de la investigación y experiencia acumulada en los 25 casos de la muestra.

Proceso: Procedimientos clínicos.

Procedimiento específico pericial psiquiátrico-forense.

La participación de la Psiquiatría y la Psicología Forenses en la investigación se considera precoz y oportuna, recorre las etapas desde el lugar del hecho, exámenes psiquiátricos de urgencia, caracterización psicológica de los detenidos por sospechas hasta experimentos de instrucción o reconstrucciones de los hechos, con el fin de realizar sus propios arbitrajes de los casos y comprobar el nivel de aproximación a la realidad en el caso de la perfilación criminal y las caracterizaciones que desde el punto de vista psicodinámico se establecieron al principio de cada hecho en el cual se aplican estas técnicas.

Para el abordaje de esta temática el autor la divide en tres aspectos:

1) Aspectos conceptuales.
2) Tareas de la Psiquiatría Forense.
3) Procedimientos periciales.

La Psiquiatría Forense es la aplicación de los conocimientos de la Psiquiatría General a la solución de las diferentes tareas de los procedimientos de administración de justicia, sea ésta penal, civil, militar o laboral; o sea, los peritos se constituyen en profesionales de la salud mental que auxilian a los operadores del Derecho. Existen otros autores que prefieren manejar el concepto referido a la función del psiquiatra forense de ilustrar a los juzgadores en relación con las peculiaridades de los enfermos mentales que se ven involucrados en conductas que transgreden las normas establecidas por el Derecho.

Aplicación práctica de la Psiquiatría Forense en casos de la muestra.

Con el acusado o sospechosos:

1. Determinación de su estado mental previo y contemporáneo al momento del delito, con vistas a evaluar su facultad para comprender el alcance de su acción y dirigir su conducta, sobre la base de la identificación de un estado de enajenación mental, retardo del desarrollo o trastorno mental transitorio.
2. Determinación de su estado mental posterior a la comisión del hecho delictivo, con vistas a definir su posibilidad de comparecer ante acciones de instrucción.
3. Exploración psicológica de todos los detenidos antes de someterlos a los interrogatorios para determinar el tipo de personalidad, así como establecer

elementos que aporten información para facilitar y optimizar el proceso de interrogatorio.

Con la víctima:

Se realiza el estudio victimológico del occiso con el nivel de profundidad suficiente para evitar fuga de información que pudiera ser útil para el esclarecimiento del hecho. Dicho procedimiento se realiza por un equipo multidisciplinario de legistas, psiquiatras, psicólogos que participan directamente en la investigación desde los primeros momentos del conocimiento del hecho. Esto permite la aproximación precoz de la posible vinculación de la pareja criminal y su posible identificación a través de la perfilación.

Con los testigos:

Determinación del estado mental en el momento en que presencia determinada acción delictiva, con vistas a evaluar la utilidad judicial de su testimonio y su capacidad para comparecer ante acciones de instrucción y/o ante la vista del juicio oral (credibilidad y exactitud).

Especificidades en los casos de homicidios:

Por la trascendencia de este tipo de delito, en la fase inicial de la investigación, durante el primer ataque, se realizan las evaluaciones de urgencia de personas detenidas con vistas a garantizar un examen mental de este tipo y condición, un corte transversal de esta persona, que si bien no constituye un peritaje, puesto que aún no ha sido instruido de cargos, sí constituye una evidencia documental de que en el momento de su detención no presenta alteraciones de conciencia, no cognoscitivas que le impidan darse cuenta de la gravedad de las circunstancias. A diferencia del resto de las tareas, que sí deben ser asumidas por peritos nombrados como tales por el tribunal, el examen mental de urgencia se asume por un médico psiquiatra clínico, un médico legista verticalizado y por un psicólogo con entrenamiento en psicopatología, También se asiste a los detenidos previo interrogatorio.

Informe pericial de los exámenes efectuados:

Consta de los siguientes pasos:

I. Procedimientos de exploración: aquí se incluye si se concurre al lugar del hecho, si se presencia la autopsia médico-legal, si se le realizan estudios toxicológicos, neurofisiológicos, imagenológicos, neuropsicológicos, psicométricos, si se realiza trabajo de terreno, más el número de entrevistas clínicas, se especifica si se realiza examen mental de urgencia, que en tal caso figuraría como primera entrevista clínica, con carácter de examen mental de urgencia.

II. Datos de interés encontrados en las exploraciones: aquí se especifica todo aquello que luego dará sustento a las conclusiones periciales, no sólo lo positivo, sino también lo negativo que sea trascedente.

III. Examen psiquiátrico: si se realizan varias entrevistas, especificar si hubo variaciones, subrayando la cronología de aparición o desaparición de los síntomas.

IV. Versión de los hechos aportada por el acusado: aquí deben entrecomillarse los comentarios del acusado que puedan servir para caracterizarlo y explicar su comportamiento criminal y sus motivaciones.

V. Resultados de estudios paraclínicos: aquí deben aparecer todos los resultados de los estudios neurofisiológicos, neuropsicológicos, psicométricos, toxicológicos, imagenológicos, etc.

VI. Discusión Diagnóstica Médico-legal: aquí deben aparecer, no sólo los elementos clínicos y paraclínicos que sustentan el diagnóstico, sino también la correlación patología-delito y la cronología de instalación que pueda sustentar que en el momento de los hechos presentaba un nivel de funcionamiento psicológico psicótico o defectual, que son en definitiva los niveles de funcionamiento que pueden explicar una carencia o disminución sustancial de la facultad para comprender el alcance de su acción y/o dirigir su conducta. En el caso de los niveles de funcionamiento psicológico neurótico y psicopático, siempre es conveniente comentar qué tanto se explica la conducta del acusado por tales rasgos de su personalidad, aun cuando no trasciendan a su facultad para comprender el alcance de su acción y dirigir su conducta, fundamentalmente por carecerse en Cuba de peritajes criminológicos o psico-criminológicos, que constituyen en otros países el elemento documental que valora el tribunal para la individualización de las sanciones y del tratamiento penal.

Con las víctimas también se cumplen los mismos principios generales de inmediatez y necesidad de información que con los acusados, y este aspecto se descuida bastante actualmente.

Estudio victimológico:

No queda otra opción que recurrir a un método retrospectivo e inferencial con vistas a determinar:

1) Si en el momento de ser ultimada la víctima presentaba un trastorno equivalente al estado de enajenación mental, desarrollo mental retardado o trastorno mental

transitorio, que haga planteable el estado de indefensión, con lo cual puede sustentarse la tipificación de un homicidio como asesinato.

2) Si presentaba un estado presuicida, con lo cual una muerte dudosa o equívoca pudiera ser valorada como de etiología suicida.

3) Si presentaba un perfil de riesgo heteroagresivo, con lo cual también pueden aportarse elementos a favor del Homicidio en una muerte dudosa o establecer que se trataba de una víctima provocadora, que quizás colocó al autor en un estado de desorganización psicológica que hizo precipitar el hecho.

En el informe pericial deben aparecer los mismos acápites que en el antes descrito para la peritación a acusados y víctimas en general, sólo que el procedimiento para la obtención de la información se rige por algunos elementos del formulario Modelo de Autopsia Psicológica Integrado (MAPI), pero sin regirse por el modelo en su totalidad, solo puntualmente por los elementos de la investigación, y añade toda la información recogida desde la escena de la muerte o el hallazgo, así como la recolectada durante el acto de la necropsia médico legal y de la revisión de documentos personales de la víctima, tales como diarios, expedientes laborales, escolares, militares, historias clínicas, etc. Las conclusiones en el primer caso deben tener un carácter definitorio, es decir, era o no era un enajenado mental, tenía o no un desarrollo mental retardado, puesto que para esta aplicación penal no cabe dejar un margen probabilístico; en cambio, para el resto de las aplicaciones pueden formularse conclusiones probabilísticas, ya que este peritaje forma parte de un grupo de estudios tendientes a conformar la hipótesis de mayor probabilidad, sin que ésta sea excluyente.

Un aspecto de gran relevancia en este tipo de peritaje es su carácter integrador, no sólo se necesita tener conocimientos de psicopatología para emprender su realización, sino también de Medicina Legal, Criminalística, Investigación Criminal; de hecho, cuando se aplica con fines operativos, no periciales, las exploraciones pueden ser conducidas por oficiales especializados en Investigación Criminal.

En relación con los testigos se realizó una evaluación similar a la evaluación de la utilidad judicial del testimonio de las víctimas; se define también si la persona se encuentra apta para comparecer ante la vista del juicio oral.

Finalmente no resulta ocioso comentar que la manera más idónea de realizar todos estos procedimientos, en los casos de homicidios, es comenzar desde el propio lugar del hecho o del hallazgo, y conformar un equipo de investigación que permita intercambiar resultados parciales y manejar hipótesis y versiones de conjunto. Algunos resultados quedarán en forma de criterios de expertos y otros serán llevados a informes periciales, con toda la riqueza que supone la interdisciplinariedad.

Procedimiento específico técnico pericial de Perfilación Criminal.

La perfilación criminal es un procedimiento que se lleva a cabo en los casos de Homicidios en los que la identidad del autor se desconoce, su base principal es el psicoanálisis, su objetivo no es la identificación absoluta del presunto autor sino que se procura establecer las características de la personalidad del victimario, [119, 120, 121] que consiste en inferir aspectos psicosociales del agresor basado en un análisis psicológico, médico-legal y criminalístico del hecho, con el fin de identificar un tipo de persona (no una persona en particular) para orientar la investigación y la captura; esta técnica es útil para la justicia porque permite ser aplicada en diferentes situaciones como crímenes violentos, descarte de sospechosos, identificación del tipo de criminal que comete el delito; también es ventajosa para los profesionales de la justicia como herramienta al preparar interrogatorios, justificar la petición de pruebas; pero sobre todo es de gran utilidad en la aproximación judicial a un delincuente. [122, 123]

Las determinaciones tienen carácter probabilístico si se trata de técnicas clínicas, y para su instrumentación se toman de los hechos las características principales, que van desde el lugar del hecho, técnicas criminalísticas y médico-legales, etc.

Elementos que integran la perfilación criminal

- Estudio del lugar del hecho.
- Fotografía y video.
- Autopsia médico-legal.
- Estudio victimológico.
- Levantamiento operativo o situación criminológica.
- Indicios recolectados y posteriormente revisados o analizados más sus resultados.
- Planimetría forense.

Levantamiento criminológico
Levantamiento de cadáver
Lugar del hecho con el estudio de huellas y evidencias
PERFILACIÓN CRIMINAL
Estudio victimológico
Fotografía y video
Necropsia médico-legal

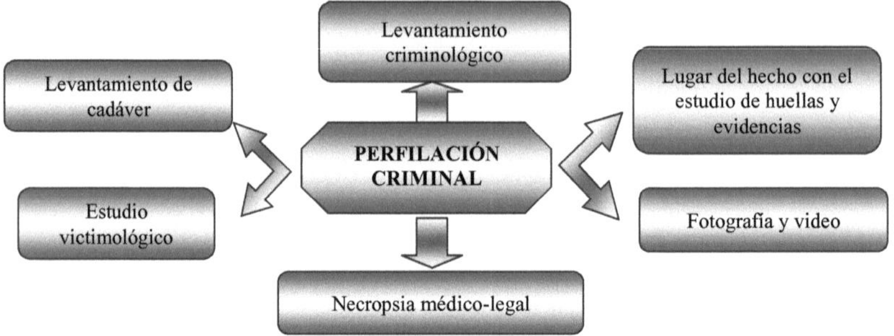

Fig. 3.6 Elementos que integran la perfilación criminal
Fuente: Elaboración propia

A pesar de la significación de los perfiles criminales es necesario aclarar que en todos los casos no fue útil esta técnica para perfilar por las siguientes razones: primero por la existencia de casos que mostraron limitados elementos que permitieran caracterizar la persona autora del homicidio y no mostraron altos índices de psicopatologías, en otras palabras aquellos donde no hubo mucha interacción entre la víctima y el agresor y si el lugar en cuestión es inusual, esperable, excesivamente violento o donde hay un grado significativo de ensañamiento o violencia *post mortem*. Tampoco se realiza cuando la extensión y la calidad del material que se analiza es pobre; en los casos donde se aplica se tiene en cuenta que el estudio de la conducta es una herramienta para ser usada en la circunstancia correcta y con las expectativas correspondientes para lo que puede otorgar. (124)

Este procedimiento es altamente demandado por los investigadores pues se caracteriza por la reducción del número de sospechosos y el asentamiento de las bases para la determinación de un perfil psicológico de los autores de homicidio, con posible extensión a otras formas delictivas graves como delito de lesiones, sexuales, robos con violencia, entre otros; para ello se conforma un grupo de profesionales, integrado por psicólogos, psiquiatras, sociólogos, médicos legistas, investigadores criminales con experiencia en la actividad y previamente capacitados.

Psicodinámica criminal

Este procedimiento consiste en una reconstrucción virtual y clínica basada en inferencia o circunstancias relacionadas con la suposición de ejecución dinámica del hecho; aunque parezca similar al procedimiento descrito anteriormente este consiste en las circunstancias en que los peritos e investigadores imaginan el hecho, pautadas por un profundo conocimiento y sustento teórico que justifique las determinaciones. [125]

PSICODINÁMICA CRIMINAL
Caracterización de la víctima
Caracterización del cuadro lesional
Caracterización del lugar del hecho
Investigaciones complementarias
-Personalidad
-Hábitos
-Relaciones Interpersonales y familiares
-Nivel cultural
-Localización
-Magnitud
-Disposición
-Distribución
- Clasificación.
-Estudio de huellas
-Estudio de evidencias
- SO
- Estudio criminológico

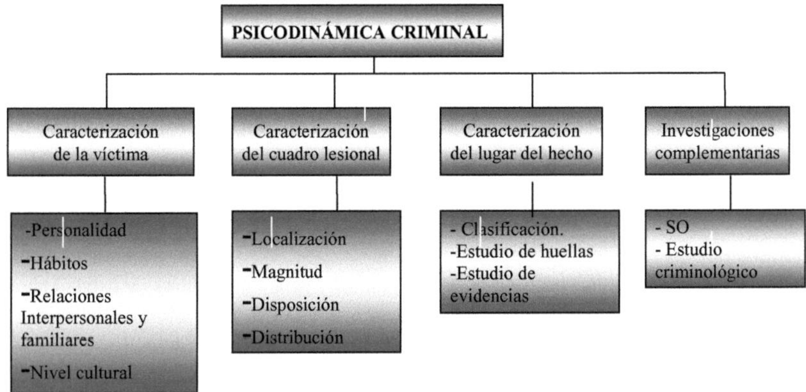

Fig. 3.7 Elementos que integran la psicodinámica criminal
Fuente: Elaboración propia.

Aplicación práctica: En la aplicación se consideran los siguientes elementos:

- Cuadro lesional (cantidad de lesiones, distribución, localización, magnitud).
- Mecanismos lesionales.
- Evidencias (localización, tipos, clasificación, cantidad, calidad).
- Características físicas de la victima.
- Nivel de organización del lugar del hecho.

La reconstrucción virtual de la dinámica criminal se estableció a través de software no específico para la especialidad, por no contar el país con los utilizados profesionalmente (Vista FX 3), debido a su elevado costo; sin embargo se adquirieron bases de datos, de objetos y personas en 3D y 2D, con el uso del software profesional Sketchup 8 que permitió diseñar los diferentes lugares del hecho. Este procedimiento, además fue muy útil en la realización del procedimiento de planimetría forense pues al trabajar en 3D se mostraron los planos por triangulación con sus respectivas mediciones, las que expusieron las características específicas de cada lugar del hecho, la relación de las evidencias entre sí y la participación de ellas en el hecho.

Proceso de integración de las ciencias, especialidades y disciplinas de esta investigación. Este proceso logra un salto cualitativo y significativo en la eficacia, efectividad, nivel de credibilidad y confiabilidad de los empleadores del trabajo pericial en función de las investigaciones del Homicidio y otras formas de investigación criminal, precisamente por el nivel de fusión de todos los elementos que aportaron las diferentes técnicas aplicadas, tomando de ellas los aspectos de los resultados categóricos o no categóricos que tengan elementos útiles para la investigación.

Paso 6. Definir criterios de medida del procedimiento.

Resulta imprescindible, una vez determinado el objetivo del procedimiento propuesto y su alcance, determinar los criterios de medida. Para ello se emplea una guía para la evaluación cualitativa de los indicadores de calidad del procedimiento en las investigaciones del homicidio (Anexo 17).

El objetivo de este instrumento es obtener los resultados de los parámetros de calidad para elevar la eficacia del proceso mediante el empleo de una escala hedónica. Las posibilidades de la Guía abarcan los siguientes criterios de evaluación:

- Competencia y calidad de los procedimientos periciales que se proponen desde la perspectiva pericial.
- Análisis de las etapas de trabajo en el procedimiento en relación con las investigaciones del hecho desde sus momentos iniciales.
- Si el procedimiento pericial favorece el desarrollo de las actuales investigaciones del homicidio intencional que se involucran como complemento de su especialidad.
- Consideración acerca de la aplicabilidad del procedimiento y si ofrece salida a otras formas de investigación criminal.
- Aplicación del procedimiento pericial propuesto.
- Consideración acerca de la propuesta como un aporte a las investigaciones criminales actuales en el contexto cubano.
- Forma de relación entre los procedimientos periciales criminalísticos y médico-legales en la investigación.
- Interrelación de procedimientos criminalísticos y médico legales y si en su futura actuación especializada le asegura una positiva influencia a las investigaciones criminales.
- Calidad de un profesional que requiere de la integración de sus competencias en una adecuada y coherente interrelación con los procedimientos periciales de la investigación.

La aplicación de este instrumento demuestra que de aplicarse el procedimiento propuesto en la tesis, la investigación criminal elevaría su calidad con estrategias capacitantes que han posibilitado un aprendizaje productivo con indicadores cuya evaluación conjunta es positiva; además se potencia la investigación criminal en todas sus dimensiones.

Paso 7. Propuesta de medios de control e información.

En la representación gráfica del procedimiento mediante la herramienta de Diagrama SIPOC (Anexo 18), se tiene bajo el criterio de gestión de proceso que el control e información del mismo puede establecerse a través de sus propios elementos de proceso, como son los proveedores, las entradas, el propio proceso, las salidas y los clientes y partes interesadas. De estos elementos, los proveedores se controlan a través de las entradas al proceso y los clientes y las partes interesadas no se controlan pues son los receptores del resultado final.

Entradas: se establecen como entradas el control de los recursos humanos, técnicos y metodológicos que intervienen en el proceso:

Tabla 3.3. Relación de entradas y su control

Entradas	Control / Información
➢ Investigadores con cierto conocimiento, habilidades y aptitudes	Nivel de competencia
➢ Peritos criminalistas	Nivel de competencia
➢ Médico legistas	Nivel de competencia
➢ Instructores penales	Nivel de competencia
➢ Metodología de trabajo	Establecida documentalmente
➢ Proyectos de investigación	Existentes y aprobados
➢ Información científico-técnica	Oportuna, actualizada, veraz, trazable y precisa
➢ Condiciones de trabajo con calidad determinada	Riesgos minimizados
➢ Investigación del homicidio intencional	Oportuna, sistematizada, controlada y objetiva

Fuente: Elaboración propia

Se establecen los siguientes elementos de control en el proceso:

Tabla 3.4. Relación de puntos de control y la información requerida.

Puntos de control	Control / Información
➢ Estrategias de superación y actualización diseñadas	Conformidad con necesidades diagnosticadas
➢ Procedimiento diseñado	Pertinencia al contexto cubano
➢ Evaluación de las actividades según la naturaleza de la actuación.	Puntos y objetos de control determinados
➢ Convenios de trabajo establecidos	Aprobados según naturaleza del proceder
➢ Interdisciplinariedad desarrollada	Verificación del grado de interdisciplinariedad desarrollado
➢ Etapa de trabajo según la propuesta	Desarrollo del programa de control de la calidad

Fuente: Elaboración propia

Las salidas que se obtienen se corresponden con las demandas reales y con las invariantes del proceso como son:

- Profesionales con competencias: conocimientos, habilidades y aptitudes.
- Líderes mejor preparados.
- Interrelación académica desarrollada.
- Previsión de resultados con eficacia.
- Sistematización de los procesos con calidad.
- Documentación y análisis de los resultados que genera el proceso con requisitos de la información y necesidades del cliente.

Los resultados de la interrelación y sistematización de los procesos muestran como resultado del control:

- Cumplimiento de los objetivos de las investigaciones del homicidio.
- Demostración de las competencias profesionales.
- Cumplimiento de relaciones intra e interdisciplinarias.
- Aplicación de indicadores de calidad.
- Empleo racional y oportuno de métodos y medios en la investigación criminal.

Se establecen como clientes a:

- Instructores.
- Fiscales.
- Jueces.
- Peritos criminalistas.
- Médicos legistas.
- Oficiales de la PTI.

- Comunidad.
- Centros de formación académica.

Paso 8. Establecimiento de compromiso de los implicados y responsables.

Los compromisos establecidos con los implicados y decisores son:

- Abreviar el tiempo de acudir al lugar del hecho.
- Aplicar lista de chequeo según lo previsto.
- Aplicar y ampliar los convenios de trabajo con otras entidades.
- Mantener y actualizar las estrategias capacitantes.
- Potenciar el Consejo Consultivo de Investigaciones Criminales e involucrar a otros sectores.
- Trabajar estrechamente con el GAI para establecer el levantamiento criminológico de la provincia.
- Establecer la prevención criminalística de los delitos con tiempo suficiente para informarlo.
- Auditar cada caso de homicidio intencional al final de cada etapa de trabajo con conclusiones parciales.
- Aplicar la propuesta de indicadores de calidad al trabajo de Medicina Legal.
- Operacionalizar el Móvil de la Orden 22 de la provincia con la visión de laboratorio móvil.
- Informar y actualizar a la Jefatura Provincial del MININT y Fiscalía de la situación de la criminalidad e investigación con una frecuencia mensual.

Paso 9. Propuesta de seguimiento y medición continuada.

Tras el análisis de los resultados de las tres etapas de la investigación, se proponen indicadores de calidad para el trabajo médico-legal principalmente, teniendo como principio la integración de las ciencias y especialidades que intervienen en la investigación principalmente. Los indicadores de calidad propuestos se muestran en la Tabla 3.5.

3.4. Comparación de los efectos de aplicación del procedimiento propuesto con las metodologías vigentes

Con vistas a mostrar los efectos de la aplicación del procedimiento propuesto *versus* las metodologías establecidas actualmente para la investigación de los Homicidios, se confeccionan las Tablas 3.6 y 3.7.

Tabla 3.6. Integración del procedimiento propuesto a la metodología general de investigación.

METODOLOGÍA GENERAL ESTABLECIDA	PROCEDIMIENTO PROPUESTO
Etapa Previa (*primer ataque*): Interrogantes a responder: qué, cómo, con qué, quienes, donde, cuando, cuál. Acciones de Instrucción previas: Inspección del Lugar de los Hechos, interrogatorio a testigos, víctimas y acusados, disposición de peritajes. Participan: los integrantes de la guardia operativa y solo el legista en caso de que el occiso permanezca en el Lugar del Hecho.	1. Participación del legista en la fase previa de la preparación para el primer ataque al Lugar del Hecho (LH). 2. Precisar los especialistas, medios técnicos y logísticos. 3. Una avanzada de la guardia especializada hacia el Lugar del Hecho para las primeras medidas de preservación y búsqueda orientada de información preliminar objetivizada. 4. Aplicar la lista de chequeo para la búsqueda de información. 5. Precisar la localización global para planimetría del LH se coordina con GEOCUBA. 6. Se orienta el levantamiento criminológico del LH. 7. Se realizaron cuatro estrategias capacitantes según el nivel de actuación y se actualiza el estado del arte constantemente. 8. Levantamiento de planimetría forense en 3D. 9. Se coordina posible preservación secundaria para reinspección o reiteración de la inspección del LH. 10. Participa en su momento el psicólogo para precisar aspectos del perfil criminal y caracterización victimológica con perfil desde el LH. 11. Se efectúan conclusiones parciales con un papel más proactivo del médico legista y del perito criminalista.
Etapa posterior: • Elaboración de Versiones. • Planificación de la Investigación. • Realización de Acciones de Instrucción Posteriores. Elementos a tener en cuenta: • Resultados de la Inspección del Lugar de los Hechos. • Declaraciones de testigos, víctimas y sospechosos. • Opiniones de Peritos y otros especialistas. • Informaciones aportadas por	1. Participación del legista en las acciones de instrucción que regula la táctica criminalística, en la planificación de la investigación y en la elaboración de versiones. 2. Realización de peritajes conjuntos y búsquedas de soluciones alternativas. 3. Se consolida la elaboración del perfil criminal. 4. Se aplican técnicas especiales como exploración psicológica de posibles autores o sospechosos, se realiza la reconstrucción psicodinámica en 3D del hecho por las

organismos, organizaciones e instituciones. • Resultados de otras Acciones de Instrucción.	versiones periciales. 5. Se reitera la inspección si fuese necesario. 6. Se efectúan conclusiones parciales y se evalúan con análisis de los resultados de las pericias realizadas con los resultados de la investigación criminal.
Etapa Conclusiva: Se realiza el análisis de los resultados de las etapas anteriores y se confecciona el Informe que rinde el Instructor (Investigador) al Fiscal, que contiene los resultados obtenidos con las investigaciones previas y posteriores.	1. Participa en el arbitraje pericial del caso. 2. Se concibe pericias conjuntas entre la Criminalística y la Medicina Legal. 3. Se precisan procedimiento periciales

Tabla 3.7. Integración del procedimiento propuesto a la metodología específica de investigación de Homicidios.

METODOLOGÍA ESPECIFICA ESTABLECIDA	PROCEDIMIENTO PROPUESTO
En las investigaciones previas el Instructor (Investigador) procederá a entrevistar a la persona que se encuentra preservando el Lugar de los Hechos, para conocer su actuación y obtener toda la información que posee sobre el caso, los testigos, autores, circunstancias, etc.	Desde las investigaciones previas ya el instructor tiene datos e informaciones procesadas para el inicio del trabajo en el Lugar del Hecho, además tiene documentado todas las informaciones por escrito a través de listas de chequeo de información preliminar.
Debe determinar el área a inspeccionar, tipo de inspección a realizar, los medios a utilizar, el orden de participación de Médicos Legistas y Peritos Criminalistas que intervendrán en el trabajo que se desarrollará en el Lugar de los Hechos.	Se tiene en cuenta además la necesidad que en el momento que se determine por el perito del enfrentamiento y el Instructor Penal la presencia en el Lugar del Hecho del psicólogo y el psiquiatra forense para comenzar el trabajo con los elementos útiles de esta etapa de la investigación para la realización del perfil criminal.
Los Peritos Criminalistas filmarán fotográficamente o a través de video tape el Lugar de los Hechos y sus alrededores, según los intereses de la investigación para obtener la imagen inalterable del occiso, de los objetos, de las huellas, de los muebles, etc.	El legista aún sin la presencia del occiso en el Lugar del Hecho sugiere tomas que pusieran ser útiles para la realización de planimetría forense en 3D y que también puedan ser aplicadas en la reconstrucción psicodinámica del hecho de ser ubicado el autor en las próximas horas.
En los casos donde se encuentra un occiso se debe proceder al reconocimiento del mismo, fijándose previamente por el Perito Criminalista a través de la fotografía signalética y el Médico Legista hace una	El médico legista realiza un papel más proactivo y tiene en cuenta los elementos criminalísticos que tiene el occiso para realizar técnicas forenses avanzadas como perfilación, planimetría, reconstrucción

observación minuciosa del occiso antes de manipularlo, en evitación de pérdidas de algunos indicios que pudieran estar presentes en las manos, uñas u otras partes del cuerpo, por ejemplo, pelos u otras partículas que son factibles a desaparecer, que serán útiles en el proceso instructivo.	virtual 3D, etc.
Con la inspección del occiso se persiguen los siguientes objetivos: - Esclarecer de inmediato en sus aspectos fundamentales el carácter del acontecimiento - Determinar por el Médico Legista cuál es la causa probable de la muerte, a través de la fijación del estado de los fenómenos cadavéricos y lesiones en el cuerpo y determinar el momento en que se produjo la muerte, elemento de extrema importancia. - Determinar si el lugar del descubrimiento del occiso es o no el mismo donde se produjo la muerte - Determinar en qué posición se encontraba la víctima con relación al victimario en el momento de la agresión, - Determinar las huellas que pudo dejar el victimario en la víctima y viceversa. - Determinar la posición del occiso al producirse la muerte y si hubo alguna variación después de realizada la misma. - Determinar las características de las ropas y el calzado que posee el occiso. Al practicarse la inspección del occiso, se realizarán las siguientes tareas: La inspección del aspecto general del occiso, sus ropas y el lugar donde fue encontrado. Determinar en forma detallada las características del estado en que se encuentra el occiso y sus ropas. Encontrar y fijar las huellas y otros elementos que estén relacionados directamente con el occiso; huellas de	-Se tiene en cuenta no solo lesionalmente sino en el aspecto de su estado físico, vestuario, prendas, tatuajes, características estructurales de su domicilio, nivel de organización de sus pertenencias, estado de limpieza del domicilio, hábitos tóxicos, tipo de equipos electrodomésticos, cantidad, disposición de dinero, cantidad, evidencias de creencias religiosas, signos de violencia en el Lugar del Hecho, disposición y cantidad de huellas e indicios de interés criminalístico. -Se clasificar (solo para consumo de la investigación) el Lugar del Hecho según la dinámica en premeditación, ejecución o liberación. -Se tiene en cuenta lo relativo de este particular por lo dinámico de un hecho de Homicidio por lo que además para esta investigación se tuvo en cuenta la posición de la víctima respecto al arma, relacionando los signos de violencia sobre el occiso, las huellas e indicios del lugar del hecho y otros aspectos de interés según la particularidad del caso, esto permitió inferir sobre circunstancias del hecho, personalidad del presunto autor y la obtención precoz de elementos útiles para el esclarecimiento. -Concepción de inspección del lugar del hecho con o sin occiso. -Levantamiento geográfico, planimétrico y criminológico del lugar del hecho. -Inclusión de disciplinas de la Medicina Legal desde los primeros momentos del conocimiento del hecho. -Selección predeterminada del personal a actuar. -Estrategias capacitantes de los involucrados según el nivel de actuación. -Inclusión del consejo consultivo en el

sangre, pelos, semen, saliva, raspado de uñas, los instrumentos del delito y otros objetos. La posición que ocupa el occiso se consigna en relación con los objetos en el lugar donde apareció, deberá ser ubicado con exactitud según los puntos de referencias inmóviles, posición de la cabeza, las extremidades, señalando distancias exactas. Al llevarse a cabo la inspección se hace necesario prestar mucha atención a la superficie donde reposa el occiso, con el propósito de evitar destruir huellas de calzados, podorales, de arrastre, de transporte, etc. Se debe tener en cuenta la cantidad de sangre que se halle (si el occiso está sobre la tierra, si la misma ha permeado a mucha profundidad). Si producto del delito debía existir una pérdida considerable de sangre y donde estaba el occiso había poca o prácticamente ninguna, se debe deducir que el hecho ocurrió en otro lugar, trasladándose posteriormente hasta éste el occiso en un transporte, arrastrándolo o de otra manera. Si la muerte ha tenido lugar por proyectil de arma de fuego, se deben describir minuciosamente las características de los orificios de entrada y de salida, la ruptura y las explosiones del tejido, la cintura de friega, en el cuerpo o en las ropas, la incrustación del hollín y los granos de pólvora en el cuerpo y ropas. Cuando la herida ha sido causada por un disparo de escopeta de perdigones se debe consignar si la misma está constituida por un solo orificio (disparo realizado a una distancia aproximadamente a 0,5 m, cuando los perdigones aún no se han dispersado), o si existen orificios provocados por distintos perdigones, cuáles son y en que lugar se encuentran. Si en el lugar fue hallada un arma de fuego se debe determinar con precisión el lugar donde se encontraba el arma con relación a los brazos y las piernas, esto último en los casos donde se encuentre una escopeta de	análisis de casos pendientes esclarecimiento.. -Aplicación de herramientas investigativas. -Determinación de perfil criminal desde la etapa inicial. -Inclusión de otros sectores no específicos. -Se planifica los elementos de entradas en el proceso de investigación. -Se direcciona a través de flujogramas la investigación. -Participación del médico legista en acciones de instrucción que regula la técnica criminalística. -Estructura de trabajo con la concepción de gestión de procesos -Se controla cada etapa de trabajo con conclusiones parciales y se trazan análisis de brechas para evitar fugas de información útil tardía. Se sugiere observar los diagramas de bloque del Anexo 12, para mayor precisión.

caza y los pies descalzos, ya que el disparador pudo haberse accionado con uno de los dedos de los pies. Si el delincuente se ha valido de un instrumento eventual por regla general lo abandona en el propio lugar del delito o en sus inmediaciones. La pose de la víctima debe ser consignada minuciosamente. Si el occiso está colgado sobre el piso, la cama o la tierra, en caso de tratarse de un suicidio debe haber algún objeto cerca: una silla, la cama, una mesa, etc., con cuya ayuda el que resultó occiso pudo colocarse el lazo alrededor del cuello y después saltar. Es necesario consignar dicho objeto, la posición que ocupa y la distancia a que se encuentra del occiso. Al encontrarse un occiso que esté colgado de una cuerda que se encuentre atada a un apoyo de madera, es necesario aserrar la parte de apoyo que contenga la huella de rozadura de la cuerda. En caso de encontrarse atado se debe observar la posición de los nudos. De sospecharse la muerte por envenenamiento, se debe prestar atención a las quemaduras y manchas que aparezcan en la región de la boca, a las huellas de líquidos o de polvos en las ropas e inspeccionar los recipientes, restos de comida, vómitos, etc. En el caso de encontrarse un occiso trucidado se debe observar bien las lesiones y el envoltorio, que nos pueden conducir hasta su propietario. Todos los aspectos de relevancia serán fotografiados, por ejemplo, los tatuajes. Al practicarse la necropsia al occiso, se les debe plantear a los Médicos Legistas la aclaración de las siguientes interrogantes: Causas y Data de la muerte. Lesiones que recibió la víctima en vida y cuáles posterior a la muerte. Medios utilizados para la agresión. Posición de la víctima con relación al victimario. Según las circunstancias, si la víctima se encontraba en estado de embriaguez al	

producirse el hecho (análisis posterior). Contenido estomacal.	

CONCLUSIONES

1- La hipótesis de la investigación se comprueba mediante el diseño del procedimiento pericial integrador con adecuada estructura y coherencia, constituido por los elementos necesarios de las principales ciencias, especialidades y disciplinas que intervienen directamente en la investigación del homicidio, lo que aporta interdisciplinariedad e intersectorialidad; en su aplicación práctica permitió enfrentar los hechos con enfoque de proceso y lograr desplegar la función calidad con capacidad de automejora.
2- El diagnóstico del estado actual de los procedimientos periciales médico-legales en las investigaciones del homicidio en el contexto cubano actual permitió identificar diversas dificultades y las causas que las provocan; se precisó que la práctica pericial no es homogénea en las diferentes regiones del territorio y se le otorgó sentido preventivo al diseño para la eliminación de las mismas.
3- Los núcleos esenciales que deben estar presentes en el procedimiento pericial que se diseña, se determinan como resultado del trabajo con expertos de alto coeficiente de competitividad y la aplicación de varios instrumentos. Se identificaron un total de 7, los cuales sirvieron de base para el diseño del procedimiento propuesto.
4- La evaluación del procedimiento propuesto mediante el Método Delphi mostró que sí posibilita el perfeccionamiento de las competencias de los profesionales involucrados en la actividad pericial, principalmente las de los médicos legistas, por lo cual constituye un aporte metodológico para las investigaciones del homicidio en el contexto cubano. Los instrumentos de evaluación empleados evidenciaron resultados positivos, y los parámetros evaluados mostraron la necesidad de aplicar la propuesta en función de las investigaciones del homicidio con vistas a elevar la calidad de sus resultados.
5- La aplicación práctica del procedimiento pericial propuesto en la investigación en los casos de homicidio seleccionados en la muestra es determinante; se confirmaría así la necesidad imperiosa de superación de los médicos legistas y demás involucrados en la actividad. Se emplean dos versiones de estrategias capacitantes según el nivel de actuación en el proceso y el empleo de medios técnicos en función de las investigaciones del homicidio, ambas con enfoque integrador. Como resultado se constata un cambio significativamente positivo en la actuación de los especialistas del Grupo Provincial de Homicidios.

6- La aplicación del criterio de gestión de proceso y el despliegue de la función calidad a la investigación pericial, permitió el control de sus actividades en todas sus etapas. Se efectuó, además, una propuesta de indicadores que posibilitará desarrollar la capacidad de automejora del diseño efectuado.

RECOMENDACIONES

1. Continuar la aplicación del procedimiento propuesto con enfoque de proceso, en la investigación de los homicidios, con vistas a lograr el perfeccionamiento del trabajo pericial en función de la integración de las ciencias y especialidades que se vinculan a la investigación del homicidio.
2. Instrumentar sistemáticamente las estrategias capacitantes, con el nivel de actualización requerido para el desarrollo de las competencias del personal, las cuales deben ser diseñadas correctamente, así como integrar un grupo especializado de expertos de otras ciencias especificas, necesarias para la investigación.
3. Recomendar al Grupo Nacional de Medicina Legal la revisión del diseño curricular de la especialidad con el fin de modificarlo, e incorporar rotaciones o estancias de los residentes en especialidades y ciencias afines.
4. Informar a los órganos del Estado correspondientes los resultados de la investigación con el objetivo de demostrar la necesidad de estructuración y operacionalización de las Ciencias Forenses en Cuba.
5. Desarrollar la normalización de los procedimientos periciales específicos con enfoque de proceso de manera que permita su gestión, la identificación de requisitos de calidad, el control de su desarrollo, para que realmente brinde garantía de su desempeño y permita su mejora a través de indicadores, siempre con el empleo las normas vigentes en Cuba.

REFERENCIAS BIBLIOGRÁFICAS

1. Villalaín Blanco JD. La medicina legal y forense como especialidad médica. En: Rev Esp Med Leg. 1998;XXII(82):17-28.
2. Roja N. Decálogo médico legal. En: Medicina legal. 6ta ed. Argentina: El Ateneo; 1956. p. 15-23.
3. Vinal Carrera F, Puente Balsells ML. Análisis de escritos y documentos en los servicios secretos. Barcelona: Herder; 2003.
4. Uribe Melendres M. Manual de actuaciones investigaciones de fiscales, policías y peritos. En: Generalidades de la prueba. Parte 1. Uruguay; 2006.
5. Francés E, Castelló A, Verdú F. La lex artis ad hoc en la prueba pericial médica. ReCrim. 2009;9(9):163-7).
6. Kvitko LA. Medicina legal, peritos y peritaciones. Medicina Legal de Costa Rica. 2010;29(1):546-9.
7. Lancís Sánchez F. Lecciones de Medicina Legal. La Habana: Universitaria; 1989.
8. Brito Febles OP. Manual de Criminalística. Las Villas: Facultad de Ciencias Sociales y Humanísticas de la UCLV; 1999.
9. Fernández Pereira J. Teoría general, técnica, táctica y metodología criminalísticas. Vol. 1. La Habana: Universidad de La Habana; 1998.
10. Aguilar Avilés A. El peritaje en el proceso penal [Internet]. Málaga: Universidad de Málaga; 2010. Disponible en: http://www.eumed.net/librosgratis/2010c/752/El%20dictamen%20pericial%20como%20medios%20de%20prueba.htm
11. Döhring E. La prueba, su práctica y apreciación. Buenos Aires: Ediciones Jurídicas; 1972.
12. Alonso Pérez F. Medios de investigación en el proceso penal. 2da ed. Madrid: Dykinson; 2003.
13. Clift RE. Como razona la policía moderna. México: Letras S. A, D. F; 1964.
14. Moreno González R. Balística forense. México: Porrúa; 1989.
15. López-Muñiz M. La prueba pericial. Madrid: Colex; 1995.
16. Molinero LM. Algunas consideraciones sobre el diseño del protocolo de investigación [Internet]. 2002 [citado 4 Dic 2010]. Disponible en: http://www.seh-lelha.org/protocolo.htm

17. Romero Muñoz R. La política criminal desde una perspectiva victimológica. Archivos de Criminología, Criminalística y Seguridad Privada [Internet]. 2010 [citado 28 Ene 2013];4:[aprox. 3 p.]. Disponible en: http://dialnet.unirioja.es/servlet/articulo?codigo=4016370
18. Robira Berro G. La violencia, propuesta médico legal. Montevideo: Oficina del Libro-AEM; 2000.
19. Hernández de la Torre R. Acciones de instrucción reguladas por la táctica criminalística. En: Apuntes sobre la ciencia Criminalística. La Habana: MININT; 2007. p. 105-6.
20. Thorwald J, Formosa F. La luz viene del este. En: El siglo de la investigación criminal. 7ma ed. La Habana: Instituto del libro; 1966. p. 4.
21. Gross H. Manual del juez: para uso de los jueces de instrucción y municipales, gobernadores de provincia, alcaldes. Madrid: La España Moderna; 1983.
22. Thorwald J. El sello indeble. En: El siglo de la investigación criminal. 7ma ed. La Habana: Instituto del Libro; 1966. p. 41-2.
23. Bridges BC. Evolución histórica de las ciencias que investigan los delitos. Montiel; 2008.
24. Manríquez V. Investigación científica de los delitos. Evolución histórica de la investigación criminal. Curso para peritos. Tomo 1. Argentina; 2010
25. Moreno González R. Introducción a la Criminalística. México: Porrúa; 2000.
26. Thorwald J. Lo que cuentan los muertos. En: El siglo de la investigación criminal. 7ma ed. 7ma ed. La Habana: Instituto del Libro; 1966. p. 162-5.
27. Nieto Alonso J. Apuntes de criminalística. 3ra ed. España: Tecnos; 2007.
28. Regalado Rodríguez P. Escena del crimen y la investigación científica. México: Trillas; 2009.
29. La Rosa L. El Gran Preboste. Granma, 4 de enero de 2003.
30. Basanta M, González J. El Instituto de Medicina Legal de La Habana (Cuba). Cuad Med Forense. 2010;16(1-2):23-8.
31. Tieghi O. Medidas de prevención social aconsejables dentro del modelo del «aprendizaje criminal». Archivos de Criminología, Criminalística y Seguridad Privada [Internet]. 2009 [citado 30 Ene 2012];3:[aprox. 5 p.]. Disponible en: http://dialnet.unirioja.es/servlet/articulo?codigo=4016214
32. Croce D, Júnior DC. Manual de medicina legal. Brasil: Saraiva; 2009.

33. Gutiérrez A. Manual de Ciencias Forenses y Criminalística. México: Trillas; 2002. es la 73
34. Galán Cortés JC. El consentimiento informado y la prueba pericial médica [Internet]. Montevideo: SIDEME; ©2011; citado 3 Mar 2013. Disponible en: http://www.sideme.org/doctrina/articulos/art001212-es.htm
35. Carrera FV. Análisis de escritos y documentos en inteligencia. Barcelona: Herder; 2006.
36. Wecht C. THe history of legal medicine. J Am Acad Psychiatry Law. 2005(33): 245-51.
37. Brito Febles OP. La criminalística como ciencia y su incidencia en el proceso penal [Internet]. 2010 [citado 11 Jun 2013]. Disponible en: http://cursodecriminalistica.blogspot.com/2010/10/la-criminalistica-como-ciencia-y-su.html
38. Siegel J, Saukko P, Knupper G,editors. Encyclopedia of Foresic Sciences.Vol. I. London: Academy Press; 2000.
39. Locard E. Manual de técnica policíaca. Valladolid: Maxtor; 2010.
40. Hikal W. El qué hacer de la Criminología Científica. Ampliando el horizonte [Internet].2011 Dic;24 [citado 23 Nov 2013]. Disponible en: www.derechoycambiosocial.com/revista026/criminologia_cientifica.pdf
41. Brito Febles OP. La profilaxis de los delitos como tarea de la ciencia criminalística [tesis]. La Habana; 2007.
42. Fernández Pérez S y otros. Ley de Procedimiento Penal No. 5 del 1977.
43. Brito Febles O. Síntesis del desarrollo histórico de la Criminalística. En: Manual de Criminalística. 2da ed. Las Villas: UCLV; 2008. p. 6.
44. Brito Febles O. La criminalística: ¿Ciencia jurídica o policiológica? Revista Cubana de Derecho [Internet]. 2003 Dic;22 [citado 3 Feb 2013]. Disponible en: http://vlex.com/vid/criminalistica-ciencia-policiologica-50233817
45. Hernández de la Torre R. Leyes de la ciencia criminalística. En: Apuntes sobre la ciencia Criminalística. La Habana: MININT; 2007. p. 6.
46. Hernández de la Torre R. Apuntes sobre la ciencia Criminalística La Habana: MININT; 2007. p. 7.
47. Genge E. N, Paul B. Police scientifique: Le dossier - Quand la science traque le crime, J'ai lu. Paris : J'ai lu; 2003.

48. Pérez González E. Criminología. Definición y generalidades. En: Psicología, Derecho Penal y Criminología. España: ONBS; 2011. p. 188.
49. Pérez González E. Carácter interdisciplinario y Psicología. En: Psicología, Derecho Penal y Criminología. España: ONBS; 2011. p. 189.
50. Manzanero A. L. Psicología forense: Definición y técnicas. En: Collado J (Coord.). Teoría y práctica de la investigación criminal. Madrid: IUGM; 2009. p. 313-39.
51. Calvani S. Conferencia crece el producto criminal global: los nexos escondidos entre capitales, crímenes y conflictos. Archivos de Criminología, Criminalística y Seguridad Privada [Internet]. 2009 [citado 30 Ene 2013];3:[aprox. 18 p.]. Disponible en: http://dialnet.unirioja.es/servlet/articulo?codigo=4016175
52. Hikal W. Criminología psicoanalítica, conductual y del desarrollo. 3ra ed. México: Amazón; 2009.
53. Hernández Castillo GD. Criminología y psicoanálisis. Archivos de Criminología, Criminalística y Seguridad Privada [Internet]. 2012 [citado 20 Ene 2013]8:[aprox. 5 p.]. Disponible en: http://dialnet.unirioja.es/servlet/articulo?codigo=3875295
54. Castro Saldaña J, Aparicio Barrera J. La investigación criminal y el esclarecimiento de un hecho punible. Revista de Criminología. 2008;50(2):45-56.
55. Fariña F, Arce R, Seijo D. Historia de la psicología jurídica en América y Europa. En: Arce R; Fariña F; Novo M, editores. Psicología jurídica. Psicología y Ley, 2. España: Xunta de Galicia; 2005.
56. Urra Portillo J. Tratado de psicología forense. España: Siglo XX; 2002.
57. Tieghi O. Aportes para una política criminal social o preventiva. Archivos de Criminología, Criminalística y Seguridad Privada [Internet]. 2009 [citado 30 Ene 2013];3:[aprox. 6 p.]. Disponible en: http://dialnet.unirioja.es/servlet/articulo?codigo=4016221
58. Manzanero I. L. Hitos de la historia de la psicología del testimonio en la escena internacional. Boletín de Psicología. 2010 Nov;100:89-104.
59. Calvani S. Conferencia crece el producto criminal global: los nexos escondidos entre capitales, crímenes y conflictos. Archivos de Criminología, Criminalística y Seguridad Privada [Internet]. 2009 [citado 30 Ene 2013];3:[aprox. 18 p.]. Disponible en: http://dialnet.unirioja.es/servlet/articulo?codigo=4016175
60. Eskridge C. Reflexiones sobre el estado actual de la criminología. Archivos de Criminología, Criminalística y Seguridad Privada [Internet]. 2012 [citado 23 Ene

2012];9:[aprox. 7 p.]. Disponible en: http://dialnet.unirioja.es/servlet/articulo?codigo=3964624

61. Criminologia – definición. En: Curso online en Criminología [Internet]. Madrid: Estudio Criminal; 2010 [citado 23 Abr 2013]. Disponible en: www.estudiocriminal.com.ar/criminologia.htm

62. Arch Marin M, Jarne Esparcia R. Introducción a la psicología forense [Internet]. citado [11 Feb 2013]. Barcelona: Facultad de psicología; 2009. Disponible en: http://diposit.ub.edu/dspace/bitstream/2445/5881/1/Introducci%C3%B3n%20a%20la%20psicologia%20forense.pdf

63. Castellano M. Las lesiones en el código penal. En: Gisbert JA. Medicina Legal y Toxicología. 6ta ed. Barcelona: Masson; 2004. p. 309-21.

64. Título VIII: Delitos contra la vida y la integridad corporal. Capítulo I: Homicidio Artículo 261. Ley 62. Código Penal. Sección décimo primera; 1982.

65. Real Academia Española. Pericia. España: RAE; 2005 [citado 6 Oct 2012]. Disponible en: http://lema.rae.es/drae/?val=pericia

66. Definición de pericia [Internet]. 2008: WordPress; © 2008-2013.Diponible en http://definicion.de/pericia/

67. Straus SE, Scott Richardson W, Glasziou P, Haynes RB. Medicina basada en la evidencia. Cómo practicar y enseñar la MBE. 3ra ed. Madrid: Elsevier Imprint; 2007.

68. Hernández de la Torre R. Teoría y metodología general de la criminalística. Ecuador: Universidad Nacional de Loja; 2011.

69. Hernández de la Torre R. Táctica criminalística. En: BME de la maestría en Ciencias Penales, Segunda Promoción. Granada: Universidad Nacional de Loja; 2011.

70. Rodríguez Jorge R. La táctica forense en las investigaciones criminalísticas de los delitos contra la vida e integralidad corporal. Revista de Medicina Legal [Internet]. 2012;91. Disponible en: http://www.newsmatic.e-pol.com.ar/index.php?pub_id=99&sid=1174&aid=72806&eid=91&NombreSeccion=Notas%20de%20c%E1tedra%20universitaria&Accion=o

71. Rodríguez Jorge R. Importancia de la metodología forense en la investigación del Lugar del Hecho. Revista Científica Equipo Federal del Trabajo. 2012;85. Disponible en: http://www.e-

pol.com.ar/newsmatic/index.php?pub_id=99&sid=1174&aid=72807&eid=90&NombreSeccion=Notas%20de%20c%E1tedra%20universitaria&Accion=VerArticulo

72. Rojas López R. Contenido esencial mínimo del Diplomado de Investigación de Homicidios. La Habana; 2002.

73. Castillo Castro MG. Análisis de la escena del crimen, presentación de un caso de muerte dudosa. Archivos de Criminología, Criminalística y Seguridad Privada [Internet]. 2008 Ago-Dic [citado 25 Ene 2013];1[aprox. 6 p.]. Disponible en: http://dialnet.unirioja.es/servlet/articulo?codigo=4015051

74. Sánchez-Sánchez JA. Técnicas forenses aplicadas a la investigación criminal. En: Manual de Criminalística y Ciencias Forenses. Madrid: Tébar SL; 2010. p. 17-52.

75. Fernández Clúa M. Certificación y competencias médicas. Conferencia magistral ante la Sociedad Científica de Endocrinología. Guayas, Ecuador; 2009.

76. Programa de las Naciones Unidas para el Desarrollo. Programa de desarrollo para América Latina y Caribe. Colombia: PNUD; 2007.

77. Brito Febles OP. Manual de Criminalística. Villa Clara: Facultad de Ciencias Sociales y Humanística de la UCLV; 2007.

78. Nuñez de Arco J. Medicina legal y criminalística. 2da ed. Tomos I y II. La Paz: Jurídica Temis; 2012.

79. NC-ISO 9000: 2005. Sistemas de Gestión de la Calidad. Fundamentos y Vocabulario. Oficina Nacional de Normalización de la República de Cuba.

80. Madea B, Saukko P. Future in forensic medicine as an academic discipline - focusing on research. Forensic Sci Int. 2007;165:87-91.

81. Medicina Forense [Internet]. 2011 [citado 2 Mar 2012]. Disponible en: http://perfilprofesionalforense.blogspot.com/2011/11/medicina-forense_13.html

82. Tejeira Álvarez R. Apuntes de medicina legal y toxicología. Navarra:Ulzama Ediciones; 2004.

83. Hawley H. Presentación del método científico con alcances y su relación con las ciencias forenses [Internet]. EE. UU: Prezi; 2013 © Prezi Inc. Español. Dis`ponible en: http://prezi.com/9tpjtcwjnehr/presentacion-del-metodo-cientifico-con-alcances-y-su-relacion-con-las-ciencias-forenses/

84. Hernández Cueto C. Reflexión sobre la situación actual de la Medicina Legal y Forense. Revista Aragonesa de Medicina Legal. 2009-2010;9-10:37-42.

85. Montero Juanes JM. El futuro de la especialidad de Medicina Legal y Forense. Revista Aragonesa de Medicina Legal. 2009-2010;9-10:89-92.
86. Michel Huerta M. Medicina legal. 6ta ed. La Paz: Teddy; 2011.
87. Gutiérrez JA, Millán J, Villanueva JL. Introducción a competencias médicas: desde la Facultad de Medicina hasta la especialización médica. Educ Med. 2005; 8 (supl 2):3.
88. Vargas Alvarado E. Medicina legal. Colombia: Trillas; 2012. Martínez Murillo S, Saldívar L. Medicina legal. 18va ed. México: Mendéz Editores; 2007. Hay 2 referencias
89. NC ISO 9000: 2005. Gestión de la Calidad. Vocabulario. Oficina Nacional de Normalización. Cuba.
90. Fernández Hatre A. Calidad en las empresas de servicios. Centro para la Calidad en Asturias. España: Instituto de Fomento Regional; 2007.
91. Fernández Clúa M. Calidad de los datos y la información. Temas especiales: Sistema de Información de la Calidad, Maestría en Ingeniería Industrial, Mención Calidad; 2005.
92. Curso Diplomado en peritaje contable. Perú: Universidad las Ciencias Peruanas; 2004.
93. Fernández Clúa M. Gestión de la Calidad. Memorias. Maestría en Investigación Clínica y Epidemiológica. Ecuador: Universidad de Guayaquil; 2012.
94. Mora Martínez JR, Ferrer Arnedo C, Ramos Quiroz E. () Gestión Clínica por Procesos. Revista de Administración Sanitaria. 2007 Ene-mar;VI(21):135-59.
95. Beltrán Sanz J, Carmona Clavo MA, Carrasco Pérez R, Rivas Zapata MA, Tejedor Panchón F. Guía para una gestión basada en procesos. España: Instituto Andaluz de Tecnología; 2007.
96. La gestión por procesos e ISO 9000 en las organizaciones sanitarias. Administración de la Comunidad Autónoma de País Vasco. 2008. Disponible en: http: www.osakidetza-svs.org
97. Programa de las Naciones Unidas para el Desarrollo (2007). Programa de Desarrollo para NC ISO 9000:2005. Gestión de la Calidad. Vocabulario. Oficina Nacional de Normalización, Cuba.
98. Ishikawa K. () ¿Que es el control total de la calidad? La modalidad japonesa. 5ta ed. Colombia: Norma; 1997.

99. Gryna FM, Chua Richard CH, Defeo JA. El método Juran. Análisis y planeación de la calidad. 5ta ed. México: McGraw Hill; 2008.

100. NC ISO 9001: 2008. Sistemas de Gestión de la Calidad. Requisitos. Oficina Nacional de Normalización. Cuba.

101. Domínguez Giraldo G. Indicadores de gestión. Colombia: Biblioteca Jurídica Dike.; 1998.

102. Posada Jeanjacques JA. La eficacia criminalística. VIII Simposio de la Técnica Criminalística. La Habana 2012. Disponible en: http://www.tecnicrim.co.cu/search.aspx?la%20eficacia%20criminalistica

103. Posada Jeanjacques JA. La efectividad criminalística. VIII Simposio de la Técnica Criminalística; 2012. La Habana. Disponible en: http://www.tecnicrim.co.cu/wpentrada.aspx?6,44

104. Posada Jeanjacques JA. La eficiencia criminalística. VIII Simposio de la Técnica Criminalística; 2012. La Habana. Disponible en: http://www.tecnicrim.co.cu/search.aspx?la%20eficiencia%20criminalistica

105. Fernández Clúa M. "Procedimiento para el diagnóstico de calidad integral en los servicios gastronómicos en hoteles, villas, restaurantes y cafeterías". Registrado como resultado científico, UCLV. 2005.

106. NC ISO 9000: 2005. Sistemas de Gestión. Vocabulario

107. Provost L, Langley G. The importance of concepts in creativity and improvement. Quality progress review. U.S.A: Milwakee; 1998. p. 31-8.

108. Galloway D. Mejora continua de procesos. Como rediseñar los procesos con diagramas de flujo y análisis de tareas. Gestión 2000. España; 2010.

109. Módulo III. Parte IV. Catálogo de estudios periciales Medicina Forense. Tanatología Forense. En: Manual de actuaciones investigaciones de fiscales, Policías y Peritos. Valoración médico legal de cadáveres. Uruguay; 2000.

110. Hernández de la Torre R. Carácter de la ciencia Criminalística cubana. En: Apuntes sobre la ciencia Criminalística. La Habana: MININT; 2007. p. 13.

111. Manual de actuaciones investigativas de fiscales, policías y peritos. Programa Administración de Justicia de USAID y el Proyecto de Apoyo a la Reforma

Procesal Penal de la Cooperación Técnica Alemana GTZ. Bolivia: Fiscalía General de la República; 2007.

112. Nuñez Salas A. Metodología de la investigación criminalística [Internet]. 2010 [citado 5 Jul 2011]. Disponible en http://www.hpchile.cl/forense/index.php?option=com_content&view=article&id=52:metodologia-de-la-investigacion-criminalistica. hay 2 aquí

113. Guzmán CA. Fundamentos de la investigación criminal [Internet]. Buenos Aires: Atom. 13 de julio de 2011. [citado 12 Sept 2012]. Disponible en: http://guzmancarlosalberto.blogspot.com/2011/07/fundamentos-de-la-investigacion.html

114. Brito Febles OP. Manual de criminalística. Villa Clara: Facultad de Ciencias Sociales y Humanísticade la UCLV; 2007.

115. Lappia F. El aislamiento de la escena del delito. La escena del delito. Manual de actuaciones periciales. Procuraduría de Colombia: Instituto de Ciencias Forenses; 2009.

116. Anyela Morales L, Muñoz-Delgado J, Santillán AM, Arenas R, Ponce de León FC Perfiles criminológicos: el arte de Sherlock Holmes en el siglo XXI. Salud Mental. 2007;30(3):1-20.

117. Garrido Genovés V. El perfil criminológico como técnica forense [Internet]. Valencia: Scribd; 2007 [citado 25 Abr 1013]. Disponible en: http://es.scribd.com/doc/8223724/El-Perfil-Criminologico-Como-Tecnica-Forense

118. Medicina Forense [Internet]. 2011 [citado 2 Mar 2012]. Disponible en: http://perfilprofesionalforense.blogspot.com/2011/11/medicina-forense_13.html

119. Maldonado Gutiérrez W. Consideraciones acerca del concepto "perfil criminal". 2011; 8(Supl.1):115-9.

120. Henao Castaño MA. Política criminal y sicopatología forense. El perfilador. 2012;7:151-9.

121. Rodríguez JR. La perfilación criminal como técnica forense en la investigación del homicidio intencional con autor desconocido. Revista de la Escuela de Medicina Legal .2011;16:43-5.

122. Causadías JM, Johana JM, Barb, Sánchez E, Britton G. Neuropsicología del crimen :Función ejecutiva e inteligencia en una muestra de hombres condenados por HOMICIDIO en Panamá. Acta Colomb Psicol. 2010;13(2):47-56.

BIBLIOGRAFÍA CONSULTADA

1. Adler J, Gray J. Forensic psychology. 2nd ed. Gran Bretaña: Routledge; 2010.

2. Adler J. Forensic psychology. Gran Bretaña: Routledge; 2013.

3. Alison L, Crego J, editors. Policing critical incidents. Leadership and critical incident management. Gran Bretaña: Routledge; 2012.

4. Alva Rodríguez M, Núñez Salas A. Atlas de medicina forense. México: Trillas; 1984.□

5. Archer R, Smith S, editors. Personality assessment. Gran Bretaña: Routledge; 2011.

6. Archer R, Wheeler E. Forensic uses of clinical assessment instruments. 2nd ed. Gran Bretaña: Routledge; 2013.

7. Basile AA. Fundamentos de medicina legal/Deontología y bioética. 5ta ed. Buenos Aires: El Ateneo; 2004.

8. Bassett R. Democracy and foreign policy. Gran Bretaña: Routledge; 2010.

9. Bennett J, Crewe B, Wahidin A. Understanding prison staff. Gran Bretaña: Routledge; 2013.

10. Bettmann J, Frost C, Jacques G, editors. International social work practice. Case studies from a global context. Gran Bretaña: Routledge; 2012.

11. Beveridge A. Forensic investigation of explosions. Gran Bretaña: Routledge; 1998.

12. Bevernage B. History, memory, and state-sponsored violence. Time and justice. Gran Bretaña: Routledge; 2012.

13. Biagi-Chai F. Serial killers. Psychiatry, criminology, responsibility. Gran Bretaña: Routledge; 2011.

14. Bjorklund D. False-memory creation in children and adults. Theory, research, and implications. Gran Bretaña: Routledge; 2000.

15. Black D, Kaplan T, Harris-Hendriks J. When father kills mother. Guiding children through trauma and grief. Gran Bretaña: Routledge; 2002.

16. Blais M, Baity M, Hopwood C. Clinical applications of the personality assessment inventory. Gran Bretaña: Routledge; 2011.

17. Borobia F. Valoración de daños personales. Informes periciales pasos prácticos. Madrid: La Ley-Actualidad; 1998.

18. Bowers L. Dangerous and severe personality disorder. Reactions and role of the psychiatric team. Gran Bretaña: Routledge; 2002.

19. Brenner J. Forensic science. United States: CRC Press; 2003.

20. Brick J, Erickson C. Drugs, the brain, and behavior. 2nd. ed. The pharmacology of drug use disorders. Gran Bretaña: Routledge; 2012.

21. Brightman H. Today's white collar crime. Legal, investigative, and theoretical perspectives. Gran Bretaña: Routledge; 2011.

22. Bronitt S, Harfield C, Hufnagel S. Cross-border law enforcement. Regional law enforcement cooperation – european, australian and asia-pacific perspectives. Gran Bretaña: Routledge; 2012.

23. Brown J, Walklate S. Handbook on sexual violence. Gran Bretaña: Routledge; 2011.

24. Buck A, Sobiechowska P, Winter R. Professional experience and the investigative imagination. The art of reflective writing. Gran Bretaña: Routledge; 2002.

25. Bucky S, Callan J, Stricker G. Ethical and legal issues for mental health professionals in forensic settings. Gran Bretaña: Routledge; 2011.

26. Bush S. Ethical and legal issues for mental health professionals. Gran Bretaña: Routledge; 2004.

27. Caddy B. Forensic examination of glass and paint. Analysis and interpretation. United States: CRC Press; 2002.

28. Carrera Palao R. Medicina legal. Lima: Editores importadores S. A; 2000.

29. Carson D, Casado-Kehoe M. Theory-based approaches. Gran Bretaña: Routledge; 2012.

30. Casas Sánchez JD, Rodríguez Albarrán MS. Manual de medicina legal y forense. Madrid: COLEX; 2000.

31. Chan W, Chunn D, Menzies R, editors. Women, madness and the law. A feminist reade. Gran Bretaña: Routledge; 2005.

32. Christian D. Field guide to clandestine laboratory identification and investigation. EE: UU: CRC Press; 2004.

33. Clark-Carter D. Quantitative psychological research. The complete student's companion. 2nd ed. Gran Bretaña: Routledge; 2004.

34. Colin R, Tim J, Tim R, Lewis R. Police work. Principles and practice. Gran Bretaña: Routledge; 2011.

35. Contemporary psychology. An introduction. Gran Bretaña: Routledge; 2002.

36. Corcoran M, Cawood J. Violence assessment and intervention. The Practitioner's Handbook. EE. UU: CRC Press; 2003.

37. Correa Ramírez AI. Agenda de la investigación criminal. México; 2002.

38. Cottis T. Intellectual disability, trauma and psychotherapy. Gran Bretaña: Routledge; 2008.

39. Coulthard M, Johnson A. An Introduction to forensic linguistics language in evidence. Gran Bretaña: Routledge; 2007.

40. Craddock P. Scientific investigation of copies, fakes and forgeries. Gran Bretaña: Routledge; 2009.

41. Crowe S. The behavioural and emotional complications of traumatic brain injury. Gran Bretaña: Routledge; 2012.

42. Departamento de justicia de los estados unidos. Crímenes violentos. Miranda: Associates; 1991.

43. Dojcinovic P. Propaganda, war crimes trials and international law. From speakers' corner to war crimes. Gran Bretaña: Routledge; 2012.

44. Dokter D, Holloway P, Seebohm H. Dramatherapy and destructiveness. creating the evidence base, playing with thanatos. Gran Bretaña: Routledge; 2012.

45. Donaldson S, Berger D, Pezdek K. Applied psychology. New frontiers and rewarding careers. Gran Bretaña: Routledge; 2012.

46. Donnell RC. Forensic investigation of clandestine laboratories. United States: CRC Press; 2004.

47. Durrant R. An Introduction to criminal psychology. Gran Bretaña: Routledge; 2012.

48. Dutton D, Sonkin DJ. Intimate violence. Contemporary treatment innovations. Gran Bretaña: Routledge; 2012.

49. Eisen M, Goodman G, Quas J. Memory and suggestibility in the forensic interview. Gran Bretaña: Routledge; 2001.

50. Ellis T, Savage S. Debates in criminal justice. Key themes and issues. Gran Bretaña: Routledge; 2011.

51. Epp J. Building on the decade of disclosure in criminal procedure. Gran Bretaña: Routledge; 2001.

52. Evans B, Gacono C. The handbook of forensic rorschach assessment. Gran Bretaña: Routledge; 2012.

53. Fernández Clúa, M de J. Gestión de la función calidad en los servicios médicos asistenciales de segundo nivel. Tesis doctoral. Universidad Central "Marta Abreu" de Las Villas. 1998

54. Ferraro E. Investigations in the workplace. EE. UU: CRC Press; 2004.

55. Ferrer Marrero D. Manual de organización y procedimientos del departamento de patología forense. La Habana: Instituto de Medicina Legal; 2006.

56. Finch E. The criminalisation of stalking: Constructing the problem and evaluating the solution. Gran Bretaña: Routledge; 2001.

57. Flores Sandí G. Investigación médico legal en la escena de la muerte. Med Leg Costa Rica. 2008;15 (1-2):76-9.

58. Franklin R. Prediction in forensic and neuropsychology. Sound statistical practices. Gran Bretaña: Routledge; 2002.

59. Fraser J, Williams R,. Handbook of forensic science. Editors Gran Bretaña: Routledge; 2012.

60. Gacono C. The clinical and forensic assessment of psychopathy. A practitioner's guide. Gran Bretaña: Routledge; 2000.

61. Geffner R. Identifying and treating sex offenders. Current approaches, research, and techniques. Gran Bretaña: Routledge; 2013.

62. Gisbert Calabuig JA. Medicina legal y toxicología. 5ta ed. Barcelona: Masson, S. A; 1998.

63. Gisbert Calabuig JA. Medicina legal y toxicología. Valencia: Distribución Fundación García Muñoz; 1977.

64. González Medina J, Pérez González E. El homicidio inicialmente de autor desconocido en Ciudad de la Habana en el quinquenio 1995-1999. Trabajo para optar por el título de Especialista en medicina legal. La Habana: Instituto de Medicina Legal; 2001.

65. González Pérez J, Ferrer Marrero D. Servicios medicolegales a extranjeros. Manual de procedimientos. La Habana: Instituto de Medicina Legal; 1998.

66. Graham JT, Crighton DA. The handbook of psychology for forensic practitioners. Gran Bretaña: Routledge; 2002.

67. Gray N, Laing J, Noaks L. Criminal justice, mental health and the politics of risk. Gran Bretaña: Routledge; 2001.

68. Gregory J, Lees S. Policing sexual assault. Gran Bretaña: Routledge; 2002.

69. Harding C. Aggression and destructiveness. Psychoanalytic perspectives. Gran Bretaña: Routledge; 2006.

70. Harrison K. Dangerousness, Risk and the governance of serious sexual and violent offenders. Gran Bretaña: Routledge; 2012.

71. Harvey J, Smedley K. Psychological therapy in prisons and other settings. Gran Bretaña: Routledge; 2012.

72. Hidalgo Jiménez HJ. Psicología forense. Raíces psicológicas del delito.2da ed. Lima: San Marcos; 1996.

73. Hoff LA. Violence and abuse issues. Cross-cultural perspectives for health and social services. Gran Bretaña: Routledge; 2009.

74. Hollin C. Psychology and crime. An introduction to criminological psychology. Gran Bretaña: Routledge; 2002.

75. Hollin C. Psychology and crime. Gran Bretaña: Routledge; 2002.

76. Horley J. Personal construct perspectives on forensic psychology. Gran Bretaña: Routledge; 2003.

77. Horswell J. The practice of crime scene investigation. Gran Bretaña: Routledge; 2003.

78. Horvath M, Woodhams J. Handbook on the study of multiple perpetrator rape. A multidisciplinary response to an international problem. Gran Bretaña: Routledge; 2013.

79. Huprich S. Rorschach assessment of the personality disorders. Gran Bretaña: Routledge; 2005.

80. INACIPE. Manual para la investigación del lugar de los hechos. Hospital Central de Asturias: Centro Universitario; 2003.

81. Instituto de Medicina Legal/Ministerio Público. Protocolos de procedimientos médico legales. Lima; 1997.

82. Ireland J. Bullying among prisoners. Gran Bretaña: Routledge; 2013.

83. Jackson R. Learning forensic assessment. Gran Bretaña: Routledge; 2007.

84. Jantzen G. Violence to eternity. Gran Bretaña: Routledge; 2008.

85. Jaramillo Antillón J. Evaluación y acreditación para control de calidad en escuelas de medicina y servicios médicos hospitalarios. San José: Universidad de Costa Rica; 2000.

86. Jewkes Y, Yar M, editors. Handbook of internet crime. Gran Bretaña: Routledge; 2013.

87. Jones C, Barclay E, Mawby R, editors. Understanding world jury systems through social psychological research. Leisure, tourism and crime. Gran Bretaña: Routledge; 2011.

88. Jones P, Dokter D. Supervision of dramatherapy. Gran Bretaña: Routledge; 2008.

89. Jones P. Drama as therapy. Clinical work and research into practice. Vol. 2. Gran Bretaña: Routledge; 2010.

90. Jouvencel MR. Manual del perito médico. Fundamentos técnicos y jurídicos. Madrid: Ediciones Díaz de Santos; 2002.

91. Juurlink B, Matshes E. Human osteology and skeletal radiology. An atlas and guide. EE. UU: CRC Press; 2004.

92. Khalifa N, McMurran M, Gibbon S. Forensic. Mental health. Gran Bretaña: Routledge; 2013.

93. Kitaeff J. Handbook of police psychology. Gran Bretaña: Routledge; 2011.

94. Kurke M, Scrivner E. Police psychology into the 21st century. Gran Bretaña: Routledge; 2013.

95. Lampinen J, Neuschatz J, Cling A. The psychology of eyewitness identification. Gran Bretaña: Routledge; 2012.

96. Lampinen JM, Sexton-Radek K, editors. Protecting children from violence. Evidence-based interventions. Gran Bretaña: Routledge; 2011.

97. Lane D, Corrie S. The modern scientist-practitioner. A guide to practice in psychology. Gran Bretaña: Routledge; 2007.

98. Leman-Langlois S. Technocrime. Technology, crime and social control. Gran Bretaña: Routledge; 2013.

99. Lemieux F, editors. International police cooperation. Emerging issues, theory and practice. Gran Bretaña: Routledge; 2013.

100. López P, Gómez S. Investigación criminal y criminalística. Bogotá: Temis S.A; 2000.

101. Loucks N, Smith Holt S, Adler J, editors. Why we kill. Understanding violence across cultures and disciplines. Gran Bretaña: Routledge; 2012.

102. MacVean A, Spindler P, editors. Handbook of policing, ethics and professional standards. Gran Bretaña: Routledge; 2012.

103. Malloch M, McIvor G, editors. Women, punishment and social justice. Human rights and penal practices. Gran Bretaña: Routledge; 2013.

104. Manual metodológico para la investigación criminalística de los homicidios de mujeres en Ciudad Juárez. México: Impresos Chávez T; 2004.
105. Materiales de estudio del máster en medicina forense. Curso de formación a distancia basada en Internet. Adeit-Fundación Universidad Empresa (España): Universidad de Valencia y Aula Virtual; 2003.
106. McCartney C. Forensic identification and criminal justice. Gran Bretaña: Routledge; 2013.
107. McCoy M, Keen S. Child abuse and neglect. Gran Bretaña: Routledge; 2009.
108. McGourlay C, Doak J. Criminal evidence in context. 2nd. ed. Gran Bretaña: Routledge; 2008.
109. McGourlay C, Doak J. Evidence in context. 3rd ed. Gran Bretaña: Routledge;2012.
110. McSherry B, Keyzer P. Dangerous people. Policy, prediction, and practice. Gran Bretaña: Routledge; 2011.
111. Meaden A, Hacker D. Problematic and risk behaviours in psychosis. a shared formulation approach. Gran Bretaña: Routledge; 2010.
112. Ministerio de Justicia. Plan de formación continuada 2003 para médicos forenses. Madrid: CEJAJ; 2003.
113. Ministerio Público/Fiscalía de la Nación. Manual operativo de diligencias especiales del código procesal penal. Lima; 1994.
114. Moody K, Grant P, Hutcheon I. Nuclear forensic analyses. United States: CRC Press; 2005.
115. Moss K, Stephens M. Crime reduction and the law. Gran Bretaña: Routledge; 2005.
116. Mullings J, Marquart J, Hartley D. The victimization of children. Emerging issues. Gran Bretaña: Routledge; 2012.
117. Munslow A. Deconstructing history. 2nd. ed. Gran Bretaña: Routledge; 1997.
118. Murphy N, McVey D. Treating personality disorder. Creating robust services for people with complex mental health needs. Gran Bretaña: Routledge; 2010.
119. Naciones Unidas. Manual sobre la prevención e investigación eficaces de las ejecuciones extralegales, arbitrarias o sumarias. Nueva York; 1991.
120. Nader K. Measures, methods, and youth in context understanding and assessing trauma in children and adolescents. Gran Bretaña: Routledge; 2007.
121. Newburn T, Williamson T, Wright A. Handbook of criminal investigation. Gran Bretaña: Routledge; 2012.

122. Núñez de Arco J. La autopsia. Sucre: GTZ; 2005.
123. Organización Panamericana de la Salud. Manejo de cadáveres en situaciones de desastre. Washington, D. C: OPS; 2004.
124. Organización Panamericana de la Salud/Organización Mundial de la Salud. Aspectos de medicina legal en la práctica diaria: Guía para profesionales de servicios públicos de salud. La Paz: OPS/OMS; 2004.
125. Pakes F, Pakes S. Criminal psychology. Gran Bretaña: Routledge; 2012.
126. Pakes F, Winstone J. Psychology and crime. Gran Bretaña: Routledge; 2013.
127. Parton N, Harries M, Lonne B, Thomson J. Reforming child protection. Gran Bretaña: Routledge; 2008.
128. Patitó JA. Medicina legal. 2da ed. Buenos Aires: Ediciones CentroNorte; 2001.
129. Pease K, Roach J. Evolution and crime. Gran Bretaña: Routledge; 2013.
130. Peay J. Mental health and crime. Gran Bretaña: Routledge; 2010.
131. Peter M, Sherratt D, editors. Developing play and drama in children with autistic spectrum disorders. Gran Bretaña: Routledge; 2012.
132. Pitch T. Limited responsibilities. Social movements and criminal justice. Gran Bretaña: Routledge; 1995.
133. Podnieks E, Lowenstein A, Kosberg J. Elder Abuse. Selected papers from the prague world congress on family violence. Gran Bretaña: Routledge; 2012.
134. Policía de Investigaciones del Perú. Manual de identificación PIP. 3ra ed. Lima: Servicio de Prensa y Publicaciones PIP; 1984.
135. Policía Nacional del Perú. Policía técnica. Manual de procedimientos de criminalística. Volumen III. Lima: Universo S. A; 1990.
136. Ponce M. Anteproyecto de protocolo de acta de levantamiento de cadáver. Revista Médico Legal. 1994;1(1):13-6.
137. Ponce M. Manual de medicina legal. Lima: Ministerio de Salud; 2001.
138. Pritchard C. Mental health social work. Evidence-based practice. Gran Bretaña: Routledge; 2006.
139. Raffo OH. La muerte violenta. Buenos Aires: Universidad; 1984.
140. Reder P, Duncan S, Lucey C, editors. Studies in the assessment of parenting. Gran Bretaña: Routledge; 2003.
141. Reid W. Developing a forensic practice. Gran Bretaña: Routledge; 2013.

142. Renn P. The silent past and the invisible present. Memory, trauma, and representation in psychotherapy. Gran Bretaña: Routledge; 2012.

143. Rhys Lewis P, Gagg, C Reynolds K. Forensic materials engineering. Case studies. United States: CRC Press; 2003.

144. Rivas Souza M. Medicina forense. 2da ed. México: Ediciones Cuellar; 2001.

145. Robertson J, Ross MA, Burgoyne L. DNA in forensic science. United States: CRC Press; 2002.

146. Robertson J, Roux C, Wiggins K. Forensic examination of fibres. 2nd. ed. United States: CRC Press; 2002.

147. Rojas N. Medicina legal.12da ed. Buenos Aires: El Ateneo; 1984.

148. Romo Pizarro O. Medicina legal. Elementos de ciencias forenses. Santiago de Chile: Jurídica de Chile; 1992.

149. Rosenburg G, Weissman A. International social health care policy, program, and studies. Gran Bretaña: Routledge; 2012.

150. Ruiz Chunga P. Lecciones de patología forense. UNMSM; 1986.

151. Sánchez F. Calidad. Del dicho al hecho.... Gerencia. 2000;1:67-8.

152. Saura Llamas J. Evaluación de la calidad de los denominados "protocolos clínicos" de atención primaria elaborados en la Comunidad Autónoma de Murcia". Atención Primaria. 1999 mar;23(4):204-10.

153. Scaggs J. Crime fiction. Gran Bretaña: Routledge; 2005.

154. Schneider V. Atlas en color de medicina legal. Barcelona (España): Masson, S. A; 1997.

155. Schoenbaum S, Gottlieb L. Algorithm based improvement of clinical quality. BMJ. 1990;301:1374-6.

156. Scott D, Corteen K, Barton A, Whyte D, editors. Expanding the criminological imagination. Gran Bretaña: Routledge; 2013.

157. Semikhodskii A. Dealing with DNA evidence. A legal guide. Gran Bretaña: Routledge; 2007.

158. Skinns L. Police custody. Governance, legitimacy and reform in the criminal justice process. Gran Bretaña: Routledge; 2012.

159. Snyder L. Investigación de homicidios. Información práctica para fiscales, oficiales de policía y otros investigadores. México: Limusa Wiley, S. A; 1969.

160. Solórzano Niño R. Medicina legal, Criminalística y Toxicología para abogados. Bogotá: Temis; 1990

161. Soothill K, Rogers P, Dolan M. Handbook of forensic mental health. Gran Bretaña: Routledge; 2012.

162. Sperry L. Dictionary of ethical and legal terms and issues. The essential guide for mental health professionals. Gran Bretaña: Routledge; 2012.

163. Stahl P, Drozd L. Relocation issues in child custody cases. Gran Bretaña: Routledge; 2013.

164. Steenberg L. Gender, crime, and science. forensic science in contemporary american popular culture. Gran Bretaña: Routledge; 2013.

165. Stoney D. The use of statistics in forensic science. United States: CRC Press; 1991.

166. Suman F, Ndegwa D, Wilson M. Forensic psychiatry, race and culture. Gran Bretaña: Routledge; 2006.

167. Tebbett I, editor. Gas chromatography in forensic science. United States: CRC Press; 2002.

168. Teke Schlicht A. Medicina legal. Santiago de Chile: Publicaciones Técnicas Mediterráneo; 1993.

169. Tipton H, Krause M, editors. Information security management handbook. Vol. 2. EE. UU: CRC Press; 2004

170. Tullio A. Diccionario médico legal. Buenos Aires: Abeledo-Perrot S. A; 1999.

171. Uribe Cualla G. Medicina legal, Toxicología y Siquiatría forense. 10ma ed. Bogotá: Temis; 1977.

172. Urroz Torres O, Allen Flores P. Introducción al estudio de la calidad en servicios de salud local. San José, Costa Rica: CENDEISSS; 1997.

173. Valier C. Crime and punishment in contemporary culture. Gran Bretaña: Routledge; 2003.

174. Van Brunt B. Ending campus violence. New approaches to prevention. Gran Bretaña: Routledge; 2012.

175. Vanderploeg R, editor. Clinician's guide TO neuropsychological assessment, 2nd ed. Gran Bretaña: Routledge; 1999.

176. Vargas Alvarado, E. Medicina forense y deontología médica/ciencias forenses para médicos y abogados. 4ta ed. México: Trillas; 1991.

177. Vargas González RA. Calidad en los servicios de salud. Experiencia en Costa

Rica". Gestión. 1997;5(2):22-31.
178. Varney N, Roberts R. The evaluation and treatment of mild traumatic brain injury. Gran Bretaña: Routledge; 1999.
179. Vásquez F. Autopsias médico-legales. Buenos Aires: Ediciones Depalma; 2000.
180. Verdú Pascual FA. ¿Qué dice el forense? Una curiosa sinopsis de ciertasquisicosas, peculiaridades y técnicas de la medicina legal y forense. 2da. ed. Granada (España): Comares S. L; 2002.
181. Warlow T. Firearms, the law and forensic ballistics. Gran Bretaña: Routledge; 2002.
182. Warlow T. Firearms, the law, and forensic ballistics. 2nd ed. United States: CRC Press; 2004.
183. Warren J, Jackson S. Risk markers for sexual victimization and predation in prison. Gran Bretaña: Routledge; 2012.
184. Washbourne E. Key facts evidence. 3rd. ed. Gran Bretaña: Routledge; 2013.
185. Wen-Shing T, Todd SE, Daryl M. A guide for psychiatrists, psychologists, and attorneys. cultural competence in forensic mental health. Gran Bretaña: Routledge; 2004.
186. Wood J, Gannon T, editors. Crime and crime reduction. The importance of group processes. Gran Bretaña: Routledge; 2013.
187. Wood J, Gannon T, editors. Public opinion and criminal justic. Context, practice and values. Gran Bretaña: Routledge; 2013.
188. Yinon J. Advances in forensic applications of mass spectrometry. United States:

Anexo 1. Comportamiento de las investigaciones periciales en el mundo

Período	Hechos significativos
Siglo XVIII	La policía francesa da sus primeros pasos en organizar el enfrentamiento al delito, la organización, emancipación de la delincuencia
1575	Ambrosio Paré, francés, inicia una nueva ciencia para la ayuda de la investigación de los delitos, la que se conoció con el nombre de" Medicina Legal",
1643	El juez Antonio Maria Caspi publica el libro "El Juez Criminalista", con interesantes recomendaciones, como el presenciar el lugar del crimen, el observar y analizar las huellas de pisadas, bastones y picas, el practicar el interrogatorio observando las relaciones del sospechoso.
1651	Pablo Sacchias reconocido como precursor de la medicina legal moderna por su obra Questiones medicolegales.
1655	Paulo Zacchia logró introducir la opinión del médico ante los tribunales
1665	Marcelo Malpighi, profesor de Anatomía de la Universidad de Bolonia, Italia. Observaba y estudiaba los relieves papilares de las yemas de las manos y los dedos.
1753	El Dr. Boncher, gran estudioso y precursor de la investigación, realizó un estudio sobre la Balística, la cual posteriormente fue llamada Balística Forense.
1804	Primera cátedra de medicina legal en la Universidad de Viena por Vietz.
1810	Se constituyeron las bases para la creación de la Sureté por Vidoq
1820	Se inicia la enseñanza de la Medicina Legal en las Universidades de Alemania.
1823	Johannes Purkinje, presenta el ensayo de tesis para obtener el grado de doctor en Medicina, un tratado donde describió los tipos de huellas dactilares y las clasificó en nueve grupos principales marcando un hito en la historia de la Dactiloscopía.
1829	Sir Robert Peel funda uno de los servicios policiales más importantes y que disfruta de una gran celebridad: Scotland Yard
1838	En La Habana el Dr. José de Lletor y Castroverde dicta un curso en el Real Colegio Seminario de San Carlos y San Ambrosio
1840	El italiano Orfila, crea la Toxicología y Ogier la continúa en 1872
1866	Allan Pinkerton, pone en práctica la Fotografía Criminal para reconocer a los delincuentes, la que luego es llamada Fotografía Judicial y actualmente Fotografía Forense.
1869	Existía en las prisiones un embrión del archivo de delincuentes que se completa a medida que crecía la importancia de Scotland Yard y de su sección de Investigaciones Criminales
1878	Se estableció el Departamento de Investigaciones Criminales; hasta la mitad del Siglo XIX se toma conciencia de la necesidad de luchar organizadamente contra el crimen, se incorporan las medidas antropométricas de Bertillón, luego con el estudio de los surcos papilares y posteriormente con la fotografía frontal y de perfil, surgiendo el primer Sistema de Identificación.
1888	Alfonso Bertillón, publica una tesis sobre el Retrato Hablado.

1894	Se añadió de los surcos papilares de los dedos pulgares, índice medio y anular. Ese mismo año se implantó el Bertillonaje, y posteriormente, al adjuntar la dirección técnica del Servicio Sir Edgard, Henry, se ideo un archivo especial con la C.O.R. (Criminal records Office), además del archivo general de Identificación Judicial por Dactiloscopia.
Siglo XIX	Surge y se fortalece el positivismo en la Criminología y se inician estudios individuales de la criminalidad. Etapa precientífica.
Siglo XX	Se consolidan las bases establecidas anteriormente y se desarrollan de forma significativa, sobre todo en el hemisferio occidental, donde se encuentra el nuevo poder económico y científico técnico asociado a las ciencias particulares de las ciencias y especialidades de la investigación., se crea las bases para la ampliación de estas investigaciones, Vucetich en Argentina con el archivo de impresiones dactilares ya con una clasificación. Etapa científica. Se empiezan a aplicar los métodos de observación científica al crimen, con el fin de determinar las causas de la criminalidad. En este momentos es cuando la escuela italiana (Lombroso, Rafael Garófalo, Enrico Ferri)
1891	Se crea el primer sistema de identificación dactiloscópica en el mundo.
1894	Hans Gross define la Criminalística en la obra el Manual del Juez.
1909	Surge el Buró de Investigaciones y se extiende a todos los niveles de los Estados Unidos
1913	Cambia su nombre por el actual Buró Federal de Investigaciones.
1913	Balthazard, médico forense francés, sienta las bases de los métodos modernos de investigación en Balística Forense.
1913	Gonzalo Iturrioz, cubano, utilizó por primera vez parafina como medio para extraer productos derivados de la deflagración de la pólvora.
1914	En México se instituye por Abreu Gómez, el primer Centro Dactiloscópico.
1918	En Alemania K. Wilmanns director del departamento de psiquiatría de la universidad Heidelberg durante loa años 1918 a 1933 realizo una gran contribución al desarrollo de la psiquiatría forense y criminal.
1920-1930	A finales de esta década nacen los primeros Laboratorios de Criminalística en Alemania, los que se ocupaban de la investigación de huellas de instrumentos, de la comparación de escrituras, del examen de documentos y de la identificación de casquillos y proyectiles.
1923-1928	Científicos en EUA y Europa se interesan de manera significativa por el estudio de la mentira y falso testimonio, aparecen los primeros intentos por aplicar test mentales como medios probatorios.
1934	En España se inicia la aplicación de la Criminalística de forma oficial, creándose la Escuela de Policía de Madrid y se reorganizan los laboratorios de Policía científica.
1938	En San Pablo, Brasil, se instaura el Instituto de Criminalística que permite a Brasil ser pionero en técnicas básicas de Investigación Criminal.
1955	En España, las primeras escuelas donde se imparten criminología, que dependían de la facultad de derecho, fueron creadas en Barcelona.
1960	A partir de este año se comienza a desarrollarse como especialidad de la Criminalística la "Odorología" en la extinta Unión Soviética y ya con posterioridad en el año 1972 se retoma la experiencia y en la entonces República Democrática Alemana en el Simposiun Internacional de Criminalística se exponen los avances alcanzados en ese país y se generaliza la utilización de la Odorología en el resto de los países exsocialistas de Europa. Siendo en 1976 que

	se constituye el primer Laboratorio de Odorología en Rusia.
1970	Se comienza a aceptar con carácter probatorio en diferentes tribunales en el mundo la utilización del Espectrógrafo Acústico para la identificación de la voz, desarrollándose la denominada Fonoscopía Criminalística como una nueva técnica criminalística.
1976	Organizaciones policiales y judiciales de algunos países desarrollados, iniciaron su equipamiento con sistemas electrónicos, capaces de leer, clasificar e informar automáticamente, con sólo poner las impresiones digitales en la "Óptica Electrónica" del sistema. Surgiendo y desarrollándose así la Informática Criminalística.
1984	El inglés Alex Jeffreys estableció la forma de aislar y leer los rasgos del ADN (Ácido Desoxirribonucleico) denominándolos "Finger Prints DNA" (huellas dactilares DNA), estableciéndose una nueva forma de identificación humana, que revolucionó la identificación en criminalística.

Anexo 2. Evolución Histórica de las ciencias y especialidades de la investigacion en Cuba

Período Colonial	Período Neorepública	Período Revolucionario
1799. Felipe Poey relacionó la Criminología con el derecho penal	1902. " La Toxicología en Cuba"	1959-62. Se caracterizó por una persecución de autores de hechos violentos denunciados por parte del pueblo debido a las atrocidades de la dictadura batistiana
1819. Poey presenta la primera obra "Sobre si es más previsible al rapto o seducción, que el rapto por fuerza Física" que formó parte de la antropología jurídica.	1902. El Gobernador intervencionista Leonardo Wood, que establece la creación del Laboratorio de la Isla de Cuba, dependiente de la Secretaría de Gobernación y que tendría las Secciones de Bacteriología, Histología, Química Legal y Epizootia.	1960. Al Laboratorio de Química Legal se le cambia el nombre por el de División de Criminalística (DCRIM) y se imparten los primeros cursos de Dactiloscopia.
		1963 El Gabinete Nacional de Identificación pasa ser el Departamento Nacional de Identificación (DNI).
	1902. Los trabajadores del puerto de La Habana inmunes a la fiebre amarilla eran los únicos que podían descargar barcos provenientes de Centro América y por el bajo nivel cultural firmaban con su huella dactilar, esa acción es considerada como el primer reconocimiento oficial que se hizo al valor identificativo de las impresiones dactilares.	
1838. Se crea oficialmente en el Brasil, la inició en La Habana el Dr. José de Lletor y Castroverde al dictar un curso en el Real Colegio Seminario de San Carlos y San Ambrosio	1903." Las investigaciones médico-legales en Cuba"	
1839. La cátedra de Medicina Legal se creó en La Habana, en el Real Colegio de San Carlos.	1904. Del Castillo y Benítez tratan sobre la Criminalística, específicamente desarrollan la hematología forense.	

1842. Se crea la asignatura de Medicina Legal, Toxicología, Jurisprudencia Médica, Policía Médica, Historia y Biografías Médicas en Cuba	1904. Se emitió el primer informe pericial de Química Legal	
	1904. Fue nombrado como fotógrafo del Presidio Juan Francisco Steegers Perera, quien realizó profundos estudios sobre la Dactiloscopía y, en particular, del Sistema de Clasificación de Edward Richard Henry, al cual le introdujo modificaciones, ideando su "Sistema Dactilofotográfico", que consistió en una combinación de Fotografía y Dactiloscopía, empleando modelos de impresiones digitales confeccionados en papel transparente, los cuales eran utilizados como negativos para imprimir fotográficamente las impresiones. La Ficha o Tira Dactilofotográfica de Steegers fue utilizada ampliamente en Cuba.	
1858. Se nombra como jefe de la Cátedra de Medicina Legal a Ramón Zambrana y Valdés	1905. Se emitió el primer informe pericial de investigación de sangre.	
	1906. Se produce una impronta de la literatura criminológica en Cuba, la Revista "Derecho y Sociología". Se publica en Madrid una obra cimera de la Criminología cubana, "Los Negros Brujos", encabezada por el título "Hampa Afrocubana"	
	1907. Steegers emitió el primer informe técnico dactiloscópico, dirigido al Juez de Instrucción del Distrito del Centro de La Habana	
1863. La asignatura queda conformada por Historia de la Medicina , Medicina Legal y Toxicología e Higiene Pública.	1907. "Jurisprudencia Médica de la República de Cuba"	1962. "Lecciones de Medicina Legal"
1866. La Medicina Legal se mantiene como cátedra independiente hasta la reforma por el Plan Lanuza en 1899.		
1867. Debido a la reforma por el nuevo Plan Varona, se le une la de Higiene, quedando ahora con el nombre de Higiene y Medicina Legal y Toxicología		
1868. Los jefes libertadores y las estructuras legislativas de la República en Armas concibieron la idea de crear un cuerpo con funciones de Policía, bajo la denominación de Prebostazgo que investigaba crímenes como función principal.	1908. "Estigmas profesionales de los tabaqueros"	1963. Consideraciones médico legales sobre la práctica de la mielografía"

	1909. Se creó el Gabinete de Identificación de Criminales, en el que se empleó su Sistema Dactilofotográfico.	1963. El GNI y la DCRIM se separan, creándose el Departamento Nacional de Identificación (DNI) y el Laboratorio Central de Criminalística (LCC), respectivamente.
	1911. Dr. Fernando Ortiz Fernández fue designado para que rindiera un informe acerca de la organización científica del servicio de identificación de criminales.	1964. Surgen los centros de Evaluación de menores y en ella está presente la psiquiatría con fuerza evaluando la conducta de los menores
1866. La Medicina Legal se mantiene como cátedra independiente hasta la reforma por el Plan Lanuza en 1899.	1911. "El delito del loco". Actuaciones periciales	1965. Se transfiere el Cuerpo Médico Forense del Ministerio de Justicia al Ministerio de Salud Pública
1867-1880. La argumentación sobre la necesidad de crear la Documentología, como una disciplina independiente, dedicada a la investigación de los documentos relacionados con la comisión de hechos delictivos (falsificación de billetes del Banco Español de La Habana y sustracción y falsificación de documentos del Almacén General de Efectos Timbrados), propuesta realizada por Don Ramón Zambrana y Valdés. La organización del Archivo Fotográfico, en el que se registraban los retratos de los penados y reclusos sancionados por el Correccional de Vagos de la Plaza de La Habana.	1911. Creación del Gabinete Nacional de Identificación (GNI), en La Habana Cuba.	1970 al 80 comienza la influencia de la criminología socialista o soviética, o como también se le llamó Criminología Marxista-Leninista, que llega a nuestro país a través de algunos profesionales que viajan a la URSS
	1916. "La brujería y el ñañiguismo desde el punto de vista médico-legal"	1971. Se crea el grupo Nacional de Medicina Legal
	1918. "Heridas por proyectil de arma de fuego".	1971. Se crea el primer Laboratorio Provincial de Criminalística en la ciudad de Santiago de Cuba.
		1972. el LCC se convirtió en un Departamento Independiente, subordinado a la Jefatura del MININT.
	1918. -"La criminología ante la Medicina Legal"	1976. Se crearon Laboratorios de Criminalística en las nuevas ocho provincias y en el Municipio Especial Isla de la Juventud.
		1970, 1981,1983. Se editan las Nociones de Medicina Legal.
		1980. Surge el contrapunteo entre la Criminología Socialista y la Criminología Radical que constituye un punto importante en el desarrollo de la Criminología en Cuba.
		1983. Se celebra el I Simposio sobre la Política y la Ideología en sus relaciones con el Derecho, IV Encuentro de la Criminología Crítica
		1986. Se crean las Comisiones de Prevención Social.
1872-1874. Trabajos de la Comisión de Medicina Legal e Higiene Pública.	1919. "Manual del médico forense cubano"	1995. La Especialidad de Criminalística, a partir del mes de agosto, tomó medidas organizativas, dirigidas a elevar la efectividad de su trabajo en la capital.
1877. Proyecto de Código	1915-1920. "Estudios sobre el	1997. La Dirección de

Médico-Forense. Dr. José I. Torralbas	aborto criminal en Cuba”	Criminalística dejó de existir en agosto, convirtiéndose en la División de Criminalística (DCRIM), estructurada con el Departamento Pericial (LCC) y el Departamento Operativo.
1886. Programa de las lecciones de Medicina Legal y Toxicología.	1920. “La responsabilidad criminal en Medicina Legal”	2007. Se potencia la creación de las Unidades Básicas de Criminalística, en las que se realizan algunas variedades de peritajes de las especialidades de Biología, Química, Trazología, Documentología e Identificación de Personas por sus Rasgos Exteriores.
1894. La Fotografía se había implantado en el Presidio Departamental de la Isla de Cuba, el Dr. Federico Mora puso en práctica en el país el Sistema Antropométrico de Alfonso Bertillón.		
1897. La Odontología en Medicina Legal en Cuba, el Dr. Oscar Amoedo Valdés quien, desempeñándose como profesor en la Facultad de Odontología de París, practicó por primera vez en la historia la identificación masiva de personas, que habían fallecido en un trágico accidente ocurrido el 4 de mayo de 1897	1921.” Nuevo método para el diagnóstico de muerte por sumersión”. (Trabajo premiado en el V Congreso Médico)	
1899. González Lanuza logra que se apruebe el primer cursos de antropología general en la Universidad de La Habana	1921. “Las huellas digitales en los procesos criminales”.	
	1922. Revista de Medicina Legal de Cuba	
	1922. Gonzalo Iturrioz, cubano, utilizó por primera vez parafina como medio para extraer productos derivados de la deflagración de la pólvora.	
	1922. -“Las lesiones desde el punto de vista Médico-legal”.	
	1922. “Docimasia pulmonar sin autopsia”.	
	1922. “Electrología, Fotografía y Radiología m édico-legales”	
	1922. “Las enfermedades simuladas”.	
	1922. “La ley de accidentes de trabajo y Medicina Legal”.	
	1923. Se inició la transformación de la enseñanza de la asignatura, a la cual convirtió de eminentemente teórica en materia teórico-práctica con la reorganización de los laboratorios de investigaciones, la fundación de una biblioteca especializada, la creación de un museo docente, que aún perdura y, sobre todo, con el traslado de los alumnos al Necrocomio de La Habana	
	1923. “El dactilograma en los	

	leprosos”	
	1923. “Reconstrucción de un crimen e identificación del criminal”	
	1924. “Reseña histórica del ejercicio de la Medicina Legal en La Habana ”	1987.” La ética médica en la formación de los estudiantes de medicina”
	1925. -“Impotencia en el hombre”. Consideraciones médico legales”. “Reflejo pilomotor después de la muerte”.	
	1926. Don Fernando Ortiz presenta la principal obra en su aporte al Código Penal el proyecto de Código Criminal cubano. El Doctor Carlos M. Morán imparte el primer curso de Criminología y Criminalística en la Universidad de La Habana.	
	1928. Fue creado el Laboratorio Central de Antropología Penitenciaria, adscrito a la Secretaría de Gobernación y se designó al Dr. Israel Castellanos González para que asumiera, además de su cargo de Director del GNI, la dirección de este Laboratorio.	
	1929-1960. Evelio Tabio un importante penalista cubano en sus obra hace especial énfasis en los factores ambientales, educacionales y sociológicos que influyen en el delito.	
	1943. “El Laboratorio de la cátedra de Medicina Legal”.	1988. Se elabora el Manual de Manejo Masivo de Cadáveres en Situaciones de Desastres
	1933. Ricardo Oxamendi escribió un libro llamado Criminología, donde se declara fundador de la escuela sociológica cubana de criminología.	
	1934. Aristides Mestre publica la obra Antropología Jurídica.	
	1947. “Concepto y clasificación de las lesiones en Medicina Legal”.	1996. Se inicia la formación de los botánicos criminalistas, con la participación de los peritos biólogos de los Laboratorios Provinciales de Criminalística
	1952. “Aplicación de la luminografía en la investigación criminal”	2007. Se crea el crematorio de cadáveres de la Ciudad de La Habana y las Unidades Básicas de Criminalística, en las que se realizan algunas variedades de peritajes de las especialidades de Biología, Química, Trazología, Documentología e Identificación de
	1954. “Programa de Medicina Legal y Toxicología”	

		Personas por sus Rasgos Exteriores.

Fuentes:
1. Castro Bachiller R. Tratado de Medicina Legal y Toxicología. La Habana: Ed. Estarcida; 1946, t.I.
2. Delgado García G. El Profesor Francisco Lancís y Sánchez y la Medicina Legal en
3. Cuba. Cuad Hist Salud Pub. (76):7-43;1991.
4. Hernández de la Torre R. Apuntes sobre la Ciencia Criminalística.. 28. 2007
5. Delgado García G. Hospital Clínico Quirúrgico Docente "General Calixto García".
6. Recuento histórico en su Centenario. Bol Epid Hosp Doc "General Calixto García".
7. 11-12 (1-11):17-19; 1996-1997.
8. Fournier Ruiz I. Atisbos, inicio y desarrollo de la Medicina Legal en Cuba. Trabajo
9. presentado en la Jornada Científica Pedagógica del Instituto Superior de Ciencias
10. Médicas de La Habana. La Habana: ISCMH; 1979.
11. Lancís y Sánchez F. Lecciones de la Medicina Legal. La Habana: Impresora
12. Universitaria "André Voisin"; 1971.
13. Ponce Zerquera F. El Centenario del Necrocomio de La Habana. Trabajo
14. presentado en el I Congreso Panamericano de Ciencias Forenses. La Habana: 1980.
15. Capítulo III del Libro "Criminología". Colectivo de Autores. Editora Félix Varela. La Habana. 2004.
16. Capítulo IV del Libro "Criminología". Colectivo de Autores. Editora Félix Varela. La Habana. 2004.
17. Manzanero, A. L. Psicología Forense: Definición y técnicas. En J. Collado (Coord.), Teoría y práctica de la investigación criminal. 2009. p. 313-339. Madrid: IUGM.
18. Fariña, F., Arce, R., y Seijo, D. Historia de la psicología jurídica en América y Europa. En Arce, R. Fariña, F. & Novo, M. (Eds.), Psicología jurídica. Psicología y Ley, 2. Xunta de Galicia. (2005).
19. Urra, J. Tratado de Psicología Forense. Siglo XXI de España editores 2002.
20. Manzanero I. L. Hitos de la historia de la psicología del testimonio en la escena internacional boletín de psicología, no. 100, noviembre 2010, 89-104
21. Pérez González E. Psicología, Derecho Penal y Criminología. Actividad Forense. ONBS. 2011. p 298-299.
22. Jiménez, E.M. y Bunce, D. Concepto de psicología forense: presupuestos comunes y divergentes entre Psicología y Derecho 2007.
23. Jiménez, E.M. y Buela Casal, G. Psicología Forense: manual de prácticas y aplicaciones. Madrid: Biblioteca Nueva. 2006.
24. Pérez González E. Psicología, Derecho Penal y Criminología. Actividad Forense. ONBS. 2011. p 201

Anexo 3. Guía para el análisis de documentos

Objetivo: Analizar aciertos y desaciertos de los procedimientos periciales en las actuales investigaciones del homicidio intencional.

I. Alcance de documentos a analizar:

- Modelo de denuncia del homicidio e información preliminar.
- Modelo de inspección ocular.
- Modelo de levantamiento de cadáver.
- Modelo de Acta Ampliada de necropsia médico legal.
- Modelo de inspección criminalística del lugar del hecho.
- Informes periciales ampliadas médico-legales.
- Informes periciales Criminalísticos.
- Foto tablas ilustrativas.
- Modelo de informe de Comisión de Peritaje Psiquiátrico Forense.
- Modelo de conclusiones acusatoria.

II. Aspectos a analizar:

1. Análisis de los aspectos generales del Expediente de Instrucción. (denuncia, declaraciones de testigos, niveles de precisión, actas de inspecciones oculares y levantamiento de cadáveres, actas de necropsia, peritajes criminalísticos, aplicación de acciones de la instrucción regulada por la táctica criminalística).
2. Correspondencia de la aplicación de procedimientos periciales con las exigencias del proceso investigativo, su estructuración en los peritajes forenses.
3. Lugar y papel que desempeña el médico legista en el proceso.
4. Estructura de los procedimientos según el caso y las necesidades investigativas según el caso.
   a) Descripción de las pericias médicas y las criminalísticas afines con las médico-legales.
   b) Presencia de objetividad, precisión, comprobación, experimentación, vinculación con otras ciencias o disciplinas en busca de nivel de resolutividad que sustentan las pericias forenses.
   c) Reflejo de las características de la Medicina Legal.

   d) Flexibilidad y racionalidad de las pericias médicas a partir de las circunstancias del caso.

III. Análisis de los componentes de los informes periciales forenses en los expedientes investigativos y de Instrucción Penal.

Derivación, y precisión de los objetivos.

a) Selección y estructuración de los procedimientos a aplicar.
b) Correspondencia entre las pericias y las necesidades investigativas del hecho.
c) Orientaciones y de organización del trabajo forense y su relación con las exigencias metodológicas generales en la investigación del homicidio intencional en el contexto cubano.
    - Orientación hacia el desarrollo de procedimientos periciales con enfoque desarrollador, hacia una didáctica interdisciplinaria, hacia la creación de nuevos estilos de trabajo.
    - Orientación para el desarrollo de intuición e iniciativas según el caso, la autodirección, la racionalidad de aplicación de técnicas y métodos de trabajo.
    - Orientación respecto a la estimulación al uso apropiado de medios técnicos específicos y no específicos.

d) Solicitudes de peritajes por parte de la Instrucción Penal.
    - Orientación para la utilización de la informática forense.
e) Tiempo entre las solicitudes periciales y los resultados informados.
f) Formas de organización del trabajo para la dirección del proceso. Formas de organización del trabajo en el trabajo para lograr la interacción e interdisciplinariedad.
g) Orientaciones respecto a los resultados. Determinación de indicadores certeza o probabilidad.
h) Papel del médico legista en el proceso.

Anexo 4. Encuesta a Especialistas en Medicina Legal de las provincias de Villa Clara, Cienfuegos, Sancti Spíritus y Matanzas.

Encuesta sobre la propuesta del procedimiento pericial para las investigaciones del homicidio intencional en el contexto cubano.

Estimado Dr.: El propósito de este instrumento es obtener información sobre el estado del conocimiento y aplicación relacionado con los procedimientos periciales a las investigaciones del homicidio intencional.

Su respuesta nos ayudará a mejorar los servicios que se han puesto a su disposición y tributará a la investigación que sobre este tema se está desarrollando.

Gracias por su colaboración.

Datos generales.

Grado Científico: ________________________________
Grado académico: ________________________________
Categoría Docente: ______________________________
Años de experiencia: ______________________________

I. La investigación en su desempeño profesional.

- Como valora usted la calidad de el procedimiento ofrecido por la investigación.

Buena ____ Regular ____ Mala ____

- La pertinencia en nuestro contexto.

Buena ____ Regular ____ Mala ____

- La forma que se relacionan en la investigación los procedimientos criminalísticos y los médico-legales.

Buena ____ Regular ____ Mala ____

- El trabajo en grupo o colaborativo con la criminalística es:

Bueno ____ Regular ____ Mala ____

- En relación al nivel de actualización del conocimiento.

Alto ____ Mínimo ____ Bajo____

- El uso de software para técnicas forenses inciden en el trabajo de forma:

Alta ____ Mínima ____ Baja ____

- El aporte de los procedimientos médico legales a las investigaciones del homicidio intencional.

Alto ___ Mínimo ___ Bajo ____

- ¿Ha participado en temas de actualización relacionados con la investigación?

Si ___ No ___ Si responde No, favor de responder:.

La necesidad de actualización y superación con la temática es alta __ baja __

- En relación con los procedimientos periciales de las investigaciones del homicidio intencional su nivel de conocimiento es:

Suficiente ____ Insuficiente ____

- Actualmente, ¿Conoce usted…

a) los objetivos generales de los procedimientos periciales?

Todos___ La mayoría___ Solo algunos___ Ninguno ___

b) los procedimientos criminalísticos relacionados directamente a la medicina legal?

Todos___ La mayoría___ Solo algunos___ Ninguno ___

1. En una escala de 1 a 10 donde Uno es el menor y Diez el mayor EVALÚE:

a) Su conocimiento de los fundamentos que deben sustentar la aplicación de procedimientos periciales en las investigaciones del homicidio intencional.

1 10

b) Su dominio de la metodología de trabajo.

1 10

c) Su nivel de desarrollo de las habilidades de trabajo en:

Lugar del hecho

1 10

Tanatológico.

1 10

Laboratorio.

1 10

d) Su dominio de los contenidos del tema de investigación es actualmente.

1 10

e) Su domino de las técnicas y métodos de trabajo en las diferentes etapas de prospección.

1 10

f) Su dominio de los métodos a emplear para la dirección del proceso de trabajo

1 10

e) Su dominio de los medios a emplear para la dirección del proceso de trabajo investigativo.

1 10

h.) Habilidades en el uso de la tecnología de punto o software.

1 10

i) Su dominio de las formas de organización de las investigaciones forenses

1 10

j) Su dominio de las formas de evaluación o arbitraje forense

1 10

Anexo 5. Análisis crítico de los procedimientos periciales en las investigaciones del homicidio intencional en el contexto cubano.

Actividad: "Actualización de conocimientos relacionados con las investigaciones periciales del homicidio intencional"

Propósito	¿Qué se hace ahora?	Se actualizan esporádicamente
	¿Qué está diseñado hacer?	Efectuar un levantamiento situacional periódico
	¿Por qué es necesaria esta actividad?	Para el conocimiento de los puntos vulnerantes y necesidades de estrategias capacitntes.
Método	¿Cómo se hace?	Se aplican instrumentos de búsqueda de información a los organismos involucrados.
	¿Por qué se hace de ese modo en particular?	Porque son los que pueden brindar la información más real posible.
	¿Pudiera hacerse de otra forma?	Conveniando reuniones periódicas de conciliación, discusiones de casos y temáticas a fines a nivel de las instancias involucradas en el proceso principalmente del MININT y Fiscalía.
Lugar	¿Por qué se hace ahí?	Porque es donde se deciden los objetivos del trabajo pericial en función de las investigaciones .
	¿Por qué se hace en ese lugar en particular?	Para mantener la compartimentación de las informaciones de casos pendientes u otros objetivos bien definidos a compartimentar.
	¿En qué otro lugar pudiera o deberá?	En las direcciones mencionadas de las entidades de los territorios.
Tiempo	¿Cuándo se hace?	Se hace mensualmente al menos una vez y dependiendo de la situación operativa casuística.
	¿Por qué se hace en ese momento?	Porque es cuando se considera necesario, para los casos pendiente a solución y ocasionales.
	¿Qué función cumple?	Análisis periódico de los casos y consecutividad investigativa.
Persona	¿Quién la hace?	Generalmente instructores penales, peritos criminalísticos, investigadores criminales, médicos legistas.
	¿Por qué se hace por esa persona en particular?	Porque son los principales ejecutores del proceso en los diferentes escenarios.
	¿Quién más pudiera hacerlo?	Aquellos especialistas que dependiendo del caso participen en las investigaciones.

Actividad: "Recepción de información sobre los procedimientos periciales en las investigaciones del homicidio intencional".

Propósito	¿Qué se hace ahora?	Se acumula información que se recibe de las diferentes entidades y se incorporan al expediente previo.
	¿Qué está diseñado hacer?	Conformar por parte del Instructores los expedientes actualizarlos con las investigaciones previas dependiendo del caso en particular.
	¿Por qué es necesaria esta actividad?	Para definir el inicio de la investigación y las tareas a desarrollar en la misma.
Método	¿Cómo se hace?	Se habilita una guía de tareas.
	¿Por qué se hace de ese modo en particular?	Para que quede constancia de la información para su posterior verificación.
	¿Pudiera hacerse de otra forma?	Solicitando la información por escrito los involucrados por separado.
Lugar	¿Por qué se hace así?	Porque individualizar y confrontar.

	¿Qué repercusión tiene para las investigaciones?	Determinar los puntos coincidentes.
	¿En qué repercusión tiene?	Determinar las contradicciones
Tiempo	¿Cuándo se hace?	Durante el proceso de investigación.
	¿Por qué se hace en ese momento?	Para que quede precisada la información lo más exacto a lo aportado
	¿Pudiera hacerse en otro momento?	Cuando ocurra el hecho en la fase de prospección. si se conociera en ese momento
Persona	¿Quién lo hace?	Los involucrados pero dirigidos por el instructor penal (dirección única).
	¿Por qué se hace por esa persona en particular?	Porque es la máxima autoridad reconocida por la Ley Procesal de Cuba.
	¿Quién más pudiera hacerlo?	El fiscal penal.

Actividad: "Conformación del procedimiento pericial."

Propósito	¿Qué se hace ahora?	Se recepciona la información inicial.
	¿Qué está diseñado hacer?	Verificar la información y la fuente de ella.
	¿Por qué es necesario?	Para definir los participantes y las condiciones preliminares del caso, lo que propicia mejores posibilidades para el inicio de la investigación.
Método	¿Cómo se hace?	Se incorpora un pequeño grupo en una avanzada del equipo de trabajo en función de la obtención de información y preservación del lugar del hecho.
	¿Por qué se hace de ese modo en particular?	Para realizar el análisis que puede conllevar a la decisión de iniciar la investigación.
	¿Pudiera hacerse de otra forma?	Actualizando a la policía de los territorios en función de la obtención de la información y preservación del lugar del hecho, según el caso.
Lugar	¿Por qué se hace ahí?	Porque evita en el lugar del hecho la pérdida de huellas y evidencias o la contaminación de las mismas.
	¿Qué utilidad representa para el proceso?	La preservación del lugar y el inicio de una fase de prospección inicial confiable.
	¿En qué otro lugar pudiera o deberá?	En lugares que se relacionen con la investigación (registros, trayectos, lugares de liberación o planificación del hecho)
Tiempo	¿Cuándo se hace?	A partir de que se cuente con información
	¿Por qué se hace en ese momento?	Para ir ubicando los elementos que influyen en la decisión de iniciar una investigación pericial.
	¿Pudiera hacerse en otro momento?	No
Persona	¿Quienes lo hace?	Agentes de orden público, patrulleros.
	¿Por qué esa persona en particular?	Porque son los primeros en llegar al lugar por decisión de los centros de dirección del MININT.
	¿Quién más pudiera hacerlo?	Otro personal que fuese necesario según el caso.

Actividad: "Fases de primera etapa de la prospección de la investigación inicial"

Propósito	¿Qué se hace ahora?	Se comienza la inspección.
	¿Qué está diseñado hacer?	Inspección estática del lugar.
	¿Por qué es necesaria esta actividad?	Para definir los procedimientos y el establecer el orden a ejecutarlos según el caso.
Método	¿Cómo se hace?	Se realiza una previa reunión con los especialistas estableciendo un proceso inicial teniendo en cuenta las características del caso
	¿Por qué se hace de ese modo en particular?	Porque es la manera de establecer un orden lógico con base científica de prospección y se determinan los especialista a intervenir y se definen los medios logísticos necesarios.
	¿Pudiera hacerse de otra forma?	No
Lugar	¿Por qué se hace ahí?	Porque aporta un porciento significativo a la investigación.
	¿Por qué se hace en ese lugar en particular?	Porque es donde se encuentran los elementos periciales que determinan la calidad futura del proceso y su procedimiento.
	¿En qué otro lugar pudiera o deberá?	En el móvil integral por video.
Tiempo	¿Cuándo se hace?	Cuando el acceso al lugar se dificulta o se pone en peligro la vida de los integrantes del grupo
	¿Por qué se hace en ese momento?	Porque es la fase inicial del procedimiento y es inviolable.
	¿Pudiera hacerse en otro momento?	No.
Persona	¿Quién lo hace?	Los peritos criminalísticos del lugar del hecho y médico legista
	¿Por qué se hace por esa persona en particular?	Porque son los designados para las investigaciones periciales en el lugar del hecho
	¿Quién más pudiera hacerlo?	El fiscal.

Actividad: "Primera etapa de la prospección"

Propósito	¿Qué se hace ahora?	Se continúa decepcionando información y culmina la inspección estática.
	¿Qué está diseñado hacer?	Acondicionamiento de los medios técnicos y clasifica el lugar del hecho y delimitar la zona.
	¿Por qué es necesaria esta actividad?	Porque se planifica el orden de intervención de los especialistas y el tipo de inspección a realizar.
Método	¿Cómo se hace?	A través de la inspección estática, la descripción de testigos, moradores, planos, croquis. Posteriormente se toman huellas de olor, aplicación de la técnica canina según determinen los especialistas, colocación de señales y levantamiento planimétrico.
	¿Por qué se hace de ese modo en particular?	Porque es lo establecido
	¿Pudiera hacerse de otra forma?	Estableciendo que un perito del lugar del hecho haga tomas fílmicas previas del lugar del hecho.
Lugar	¿Por qué se hace ahí?	Porque el lugar del reviste una importancia vital en la investigación del hecho debido a la ubicación de las huellas y evidencias principales.
	¿Por qué se hace en ese lugar en particular?	Porque es donde se deciden los objetivos a investigar inicialmente.
	¿En qué otro lugar pudiera o deberá?	Ninguno.
Tiempo	¿Cuándo se hace?	Al llegar.
	¿Por qué se hace en ese momento?	Está establecida esa periodicidad.

	¿Pudiera hacerse en otro momento?	En dependencia del caso, puede establecerse otro orden.
Persona	¿Quién lo hace?	Peritos del lugar del hecho y técnicos caninos.
	¿Por qué se hace por esa persona en particular?	Porque son los que dirigen metodológicamente el proceso de investigación.
	¿Quién más pudiera hacerlo?	Jefe del Laboratorio de Criminalística..

Actividad: "Segunda etapa de prospección del procedimiento durante la inspección del lugar del hecho"

Propósito	¿Qué se hace ahora?	Determinar los procedimientos periciales a ejecutar en el lugar del hecho, se recepciona más información.
	¿Qué está diseñado hacer?	Acondicionamiento de medios técnicos, inspección estática, clasificación del lugar del hecho, tipo de inspección, técnicas a emplear, restablecer el perímetro si fuese necesario.
	¿Por qué es necesaria esta actividad?	Porque organiza y precisa acciones pautadas por el tipo de hecho y lugar evitando ensayos e iniciativismo..
Método	¿Cómo se hace?	Se colocan señales y se realiza levantamiento planimétrico.
	¿Por qué se hace de ese modo en particular?	Porque es en la base donde se ejecutan con mayor fuerza las verificaciones
	¿Pudiera hacerse de otra forma?	No.
Lugar	¿Por qué se hace ahí?	Porque es donde ocurre el hecho delictivo o presuntivo de este.
	¿Por qué se hace en ese lugar en particular?	Porque es donde radica el mayor número de huellas y evidencias.
	¿En qué otro lugar pudiera o deberá?	En otros tipos de lugares considerados como del hecho ejemplo los trayectos, liberación, planificación, otros.
Tiempo	¿Cuándo se hace?	Lo más próximo al conocimiento del hecho.
	¿Por qué se hace en ese momento?	Porque está así establecido
	¿Pudiera hacerse en otro momento?	Dependiendo si es necesario preservación secundaria del lugar o reinspección.
Persona	¿Quién lo hace?	El Instructor Penal, perito criminalístico del lugar del hecho y médico legista
	¿Por qué se hace por esa persona en particular?	Por ser los profesionales a cargo principalmente.
	¿Quién más pudiera hacerlo?	El Fiscal, o especialistas según el caso

Actividad: "Etapa de prospección aplicando el procedimiento según el caso"

Propósito	¿Qué se hace ahora?	Relacionar las tareas a ejecutar según el procedimiento
	¿Qué está diseñado hacer?	Confeccionar el plan de trabajo
	¿Por qué es necesaria esta actividad?	Se distribuyen los procedimientos según el caso y especialidad.
Método	¿Cómo se hace?	Se distribuyen los procedimientos con el orden establecido según el caso
	¿Por qué se hace de ese modo en particular?	Porque las diversidad de las formas de presentación de los casos
	¿Pudiera hacerse de otra forma?	A partir del resultado de las acciones concebidas que se vayan practicando.
Lugar	¿Por qué se hace ahí?	Porque es el principal lugar del hecho
	¿Por qué se hace en ese lugar en particular?	Porque es donde radica el mayor número de elementos de interés para la investigación pericial y criminal.
	¿En qué otro lugar pudiera o deberá?	En otros lugares relacionados con el hecho
Tiempo	¿Cuándo se hace?	En plena etapa de trabajo.
	¿Por qué se hace en ese momento?	Porque es donde se busca, fija, describe, mide, revela y levantan las huellas y evidencias del caso.

	¿Pudiera hacerse en otro momento?	En la medida que se vaya obteniendo el resultado de las acciones preliminares del inicio.
Persona	¿Quién lo hace?	Los peritos del lugar del hecho o especialistas si fuesen necesario, médico legista.
	¿Por qué se hace por esa persona en particular?	Porque son los peritos a cargo de las primeras investigaciones
	¿Quién más pudiera hacerlo?	Nadie

Actividad: "Procedimientos criminalísticos."

Propósito	¿Qué se hace ahora?	Se solicita la aplicación de técnica canina y huellas de olor según el caso.
	¿Qué está diseñado hacer?	La participación y toma de decisiones consultadas del técnico canino y peritos actuantes
	¿Por qué es necesaria esta actividad?	Para la comprobación de rastros de olor, huellas olorosas de interés criminalístico y determinación con otros elementos del perfil geográfico del lugar del hecho.
Método	¿Cómo se hace?	Según el especialista previa contacto con los actuantes para establecer prioridades según el principio de la racionalidad
	¿Por qué se hace de ese modo en particular?	Porque existe una metodología de trabajo para la especialidad, pero el caso impone cambios en la dinámica estándar.
	¿Pudiera hacerse de otra forma?	Si dependiendo del caso y el criterio del especialista.
Lugar	¿Por qué se hace ahí?	Porque es el lugar del hecho.
	¿Por qué se hace en ese lugar en particular?	Porque es donde se localizan las huellas de olor del caso principalmente
	¿En qué otro lugar pudiera o deberá?	En los relacionados con el hecho.
Tiempo	¿Cuándo se hace?	Al inicio de las primeras acciones y según el caso.
	¿Por qué se hace en ese momento?	Para garantizar la preservación óptima de las huellas de olor y orientar la investigación hacia las primeras acciones.
	¿Pudiera hacerse en otro momento?	En el transcurso de las primeras acciones.
Persona	¿Quién lo hace?	Los especialistas.
	¿Por qué se hace por esa persona en particular?	Porque es la facultada teniendo en cuenta las variantes que impone el hecho.
	¿Quién más pudiera hacerlo?	Nadie.

Actividad: "Colocación de señales"

Propósito	¿Qué se hace ahora?	Se colocan sendas de paso para las rutas de acceso al interior por parte del perito del lugar del hecho y a partir de esta etapa se colocan la pirámides numéricas que señalan las huellas y evidencias que . u otros elementos que fuesen necesario, siempre preservando el estado en que quedaron a posterior del hecho.
	¿Qué está diseñado hacer?	Indicar la forma de realización del trabajo y sus fines y sus fines para establecer el orden de huellas y evidencias.
	¿Por qué es necesaria esta actividad?	Para establecer una secuencia lógica de la dinámica del hecho evitando alteraciones del lugar por los actuantes
Método	¿Cómo se hace?	El perito del lugar del hecho con el vestuario establecido penetra y coloca las senda y señales así como preservando aquellos elementos que no se encuentran a la simple vista y pueden destruirse por manipulación.
	¿Por qué se hace de ese modo en particular?	Para que la investigación tenga la calidad desde sus inicios sin cuestionamientos posteriores.

	¿Pudiera hacerse de otra forma?	Filmaciones primarias para precisar las posteriores acciones, esto lo impone el lugar del hecho.
Lugar	¿Por qué se hace ahí?	Porque es donde se organiza el trabajo
	¿Por qué se hace en ese lugar en particular?	Para evitar interferencias externas
	¿En qué otro lugar pudiera o deberá?	Ninguno
Tiempo	¿Cuándo se hace?	Después del trabajo de la técnica canina.
	¿Por qué se hace en ese momento?	Porque es la forma de optimizar el trabajo pericial en el lugar del hecho.
	¿Pudiera hacerse en otro momento?	Según las particularidades del caso.
Persona	¿Quién lo hace?	Los peritos actuantes
	¿Por qué se hace por esa persona en particular?	Porque son los que ejecutan el trabajo.
	¿Quién más pudiera hacerlo?	Nadie.

Actividad: "Fijación fotográfica, video y levantamiento planimétrico del lugar del hecho."

Propósito	¿Qué se hace ahora?	Se comienza la fijación fotográfica y de video.
	¿Qué está diseñado hacer?	Tomas fotográficas y de video por el orden establecido secuencial evitando pérdidas de tomas.
	¿Por qué es necesaria esta actividad?	Porque es la forma de recrear el lugar del hecho para confrontaciones y aplicación de técnicas de punta como la aplicación de software en 3D. Comprobar minuciosamente esta etapa antes del levantamiento de huellas y evidencias.
Método	¿Cómo se hace?	Croquis y levantamiento planimétrico por etapas según el caso
	¿Por qué se hace de ese modo en particular?	Porque es la forma aportarle calidad al trabajo forense y lograr impacto en clientes..
	¿Pudiera hacerse de otra forma?	Preservando secundariamente el lugar del hecho.
Lugar	¿Por qué se hace ahí?	Porque es el lugar del hecho.
	¿Por qué se hace en ese lugar en particular?	Porque es donde se ejecutarán las acciones periciales.
	¿En qué otro lugar pudiera o deberá?	En lugares que se relacionen con el hecho.
Tiempo	¿Cuándo se hace?	A posterior del señalamiento y colocación de sendas de paso o rutas de acceso.
	¿Por qué se hace en ese momento?	Porque van a ser afectados a partir de su inicio, sufren desnaturalización, transformación y deterioro.
	¿Pudiera hacerse en otro momento?	Una vez emprendidas las primeras acciones
Persona	¿Quién lo hace?	Según el orden de prioridad establecida por el perito criminalístico.
	¿Por qué se hace por esa persona en particular?	Porque es especialista del lugar del hecho
	¿Quién más pudiera hacerlo?	Perito de fotografía y video.

Actividad: "Realización de la descripción, medición y levantamiento de huellas y evidencias, trabajo en el lugar del hecho y envío al Laboratorio de Criminalística."

Propósito	¿Qué se hace ahora?	Se comienza la descripción, medición y levantamiento de huellas y evidencias, trabajo en el lugar del hecho y envío al Laboratorio de Criminalística u otras instancias.

	¿Qué está diseñado hacer?	La descripción de todos los elementos que se relacionan con el hecho y levantamiento de huellas latentes en lugar o evidencia que sean oportunas o racionales en ese momento sin afectar la calidad del material pericial, se deben tener los embalajes para el traslado sin afectar las huellas.
	¿Por qué es necesaria esta actividad?	Para establecer los elementos de identificación o de valor investigativo.
Método	¿Cómo se hace?	Con la utilización de los medios técnicos establecidos u otros que garanticen la calidad del trabajo.
	¿Por qué se hace de ese modo en particular?	Para garantizar la calidad del trabajo con la determinación del mayor número de características posibles.
	¿Pudiera hacerse de otra forma?	No.
Lugar	¿Por qué se hace ahí?	Por ser el lugar del hecho.
	¿Por qué se hace en ese lugar en particular?	Porque es donde se encuentran los elementos de interés pericial e investigativo.
	¿En qué otro lugar pudiera o deberá?	En el laboratorio previo traslado de evidencias y huellas.
Tiempo	¿Cuándo se hace?	Cuando lo determinen los especialistas.
	¿Por qué se hace en ese momento?	Porque no está establecido que sea antes
	¿Pudiera hacerse en otro momento?	Según avance de las investigaciones.
Persona	¿Quién lo hace?	El perito del lugar del hecho.
	¿Por qué se hace por esa persona en particular?	Porque es el que ejecuta el trabajo
	¿Quién más pudiera hacerlo?	Los especialistas designados.

Actividad: “Procedimientos médico legales en el lugar del hecho”

Propósito	¿Qué se hace ahora?	Ejecutar las acciones para encaminar la investigación hacia los elementos criminalísticos y de interés médico legal.
	¿Qué está diseñado hacer?	Ejecutar consecuentemente las acciones de investigación médico legales en el lugar del hecho previa interpretación de las evidencias y huellas de interés criminalísticos, proceder al levantamiento del cadáver.
	¿Por qué es necesaria esta actividad?	Para poder investigar. Integralmente el caso con el aporte de todos los elementos periciales a la investigación criminal y abreviar los elementos útiles para el esclarecimiento del hecho con vistas a la aplicación de técnicas forenses adicionales como perfiles.
Método	¿Cómo se hace?	Con el trabajo en conjunto teniendo en cuenta la etapas anteriores y sus resultados..
	¿Por qué se hace de ese modo en particular?	Porque es imprescindible que la información que se solicita para poder investigar aporte la mayor cantidad de caracterizaciones. Evitar falsas versiones o carga circunstancial de los indicios.
	¿Pudiera hacerse de otra forma?	Se realiza con independencia de presencia del cadáver
Lugar	¿Por qué se hace ahí?	Porque es el objetivo de investigación
	¿Por qué se hace en ese lugar en particular?	Porque es donde está la información
	¿En qué otro lugar pudiera o deberá?	No.
Tiempo	¿Cuándo se hace?	En la etapa posterior del trabajo criminalístico.
	¿Por qué se hace en ese momento?	Porque se corre el riesgo de fuga de información.

	¿Pudiera hacerse en otro momento?	En el transcurso de reiteración o reinspección del lugar del hecho.
Persona	¿Quién lo hace?	El legista y el perito criminalístico.
	¿Por qué se hace por esa persona en particular?	Porque son las que dirige el proceso.
	¿Quién más pudiera hacerlo?	No.

Actividad: "Necropsia médico legal"

Propósito	¿Qué se hace ahora?	Traslado del cadáver para la realización de la necropsia médico legal..
	¿Qué está diseñado hacer?	Cumplir los requisitos de este procedimiento y aplicar otros para la aplicación de técnicas forenses.
	¿Por qué es necesaria esta actividad?	Para determinar aspectos relacionados con la muerte y sus circunstancias
Método	¿Cómo se hace?	Según lo establecido con la toma de módulo criminalístico, tomas de muestras para determinaciones según el caso, describiendo y filmando todo cuantas acciones se realicen
	¿Por qué se hace de ese modo en particular?	Porque el incumplimiento de lo establecido produce errores fatales en la investigación como pérdidas de oportunidades principalmente..
	¿Pudiera hacerse de otra forma?	No.
Lugar	¿Por qué se hace ahí?	Porque es donde se controlan todas las operaciones del procedimiento.
	¿Por qué se hace en ese lugar en particular?	Porque es lo establecido.
	¿En qué otro lugar pudiera o deberá?	En el cementerio en casos de cadáveres putrefactos.
Tiempo	¿Cuándo se hace?	Posterior al levantamiento del cadáver..
	¿Por qué se hace en ese momento?	Porque es el que se establece para el desarrollo de la investigación.
	¿Pudiera hacerse en otro momento?	En un procedimiento de exhumación..
Persona	¿Quién lo hace?	El legista
	¿Por qué se hace por esa persona en particular?	Porque es el que realiza los procedimientos médico legales.
	¿Quién más pudiera hacerlo?	Nadie

Actividad: "Procedimiento de las técnicas forenses especiales"

Propósito	¿Qué se hace ahora?	Se impone una análisis minucioso de los resultados obtenidos en las etapas anteriores y su pertinencia en la investigación, con participación de los especialistas en psiquiatría y psicología forense desde la etapa del lugar del hecho.
	¿Qué está diseñado hacer?	Dependiendo del caso se realizan el alistamiento de los elementos que componen el perfil del lugar del hecho y criminal.
	¿Por qué es necesaria esta actividad?	Porque de ello se brindan los elementos necesarios para la aproximación al esclarecimiento del hecho.

Método	¿Cómo se hace?	Se realiza planimetría forense animada y estática en 3D, reconstrucción psicodinámica, perfilación criminal, examen psiquiátrico de urgencia o exploración psiquiátrica previa con fines de caracterización precoz y reconstrucción virtual. Aplicación de software específicos o no específico.
	¿Por qué se hace de ese modo en particular?	Para mejorar la calidad de la investigación y aportar de manera científica los elementos periciales necesarios para el esclarecimiento oportuno y eficaz del hecho integrando las Ciencias Forenses.
	¿Pudiera hacerse de otra forma?	No..
Lugar	¿Por qué se hace ahí?	Porque es determinante en proceso realizar las fases de conclusión luego de culminada cada etapa en un local con los medios visuales para la observación y reproducción del lugar del hecho (LPC).
	¿Por qué se hace en ese lugar en particular?	Porque es donde están los elementos y medios necesarios.
	¿En qué otro lugar pudiera o deberá?	No
Secuencia	¿Cuándo se hace?	Cuando se tienen definidos los elementos y recursos
	¿Por qué se hace en ese momento?	Porque es cuando se poseen los elementos
	¿Pudiera hacerse en otro momento?	Depende de las particularidades del caso.
Persona	¿Quién lo hace?	Los peritos criminalísticos, legistas, psicólogos, psiquiatras, investigadores criminales y cibernéticos
	¿Por qué se hace por esa persona en particular?	Porque es el que ha llevado a cabo la investigación
	¿Quién más pudiera hacerlo?	Nadie

Actividad: “Definición de violaciones, responsables directos y colaterales”

Propósito	¿Qué se hace ahora?	A partir de la evaluación de los procedimientos según los resultados en cada etapa conclusiva.
	¿Qué está diseñado hacer?	A partir de los elementos recopilados en la investigación se definen los responsables directos y colaterales.
	¿Por qué es necesaria esta actividad?	Para poder exigir la erradicación de las violaciones y la responsabilidad individual y elevar la calidad del proceso.
Método	¿Cómo se hace?	Se aplica instrumentos de evaluación y con la confrontación de los resultados finales con los elementos aportados desde las etapas iníciales de la investigación,
	¿Por qué se hace de ese modo en particular?	Porque es lo que define las violaciones, las causas y condiciones que las producen para evitar repeticiones.
	¿Pudiera hacerse de otra forma?	Comunicando los hechos a otros implicados.
Lugar	¿Por qué se hace ahí?	LPC, Unidad de Instrucción Penal, PTI. Porque es donde se encuentran los involucrados con las violaciones detectadas
	¿Por qué se hace en ese lugar en particular?	Porque es donde se hace posible el contacto directo con los involucrados.
	¿En qué otro lugar pudiera o deberá?	En la Fiscalía.
Tiempo	¿Cuándo se hace?	Cuando se haya recopilado toda la información necesaria
	¿Por qué se hace en ese momento?	Porque están todos los elementos que definen que se vulneró, que o quien lo hizo y que permitió que lo hiciera
	¿Pudiera hacerse en otro momento?	En la reunión previa con los factores.
Persona	¿Quién lo hace?	El Instructor Penal.

	¿Por qué se hace por esa persona en particular?	Porque es la máxima autoridad en el proceso.
	¿Quién más pudiera hacerlo?	Designado

Actividad: "Elaboración de las violaciones detectadas"

Propósito	¿Qué se hace ahora?	Emitir un informa que precise los errores cometidos con las variables dependientes e independientes.
	¿Qué está diseñado hacer?	Análisis puntual de cada una y su repercusión en el proceso investigativo a través de un contacto integral con las partes interesadas.
	¿Por qué es necesaria esta actividad?	Porque es la manera de auditar y arbitrar el trabajo pericial en función de la investigación del Homicidio Intencional.
Método	¿Cómo se hace?	Se utiliza los resultados desde la etapa de información preliminar hasta la etapa de conclusiones con la reconstrucción del hecho o experimento de instrucción.
	¿Por qué se hace de ese modo en particular?	Porque recoge las cuestiones esenciales del proceso y delimita los errores y responsables.
	¿Pudiera hacerse de otra forma?	No
Lugar	¿Por qué se hace ahí?	LPC, Unidad de Instrucción Penal, PTI. Porque es donde se encuentran los involucrados con las violaciones detectadas
	¿Por qué se hace en ese lugar en particular?	Porque es donde se pueden colegiar las decisiones futuras y tomar medidas preventivas además de de decidir estrategias capacitantes
	¿En qué otro lugar pudiera o deberá?	No
Tiempo	¿Cuándo se hace?	Cuando se haya concluido la investigación del hecho y se entregará el expediente a la Fiscalía.
	¿Por qué se hace en ese momento?	Porque se han logrado acumular todos los medios de prueba y se ha esclarecido la magnitud de los hechos.
	¿Pudiera hacerse en otro momento?	No
Persona	¿Quién lo hace?	Todos los involucrados
	¿Por qué se hace por esa persona en particular?	Porque son los que han estado al tanto de los resultados y ser los responsables del proceso.
	¿Quién más pudiera hacerlo?	Nadie

Anexo 6. Guía de Observación.

Objetivo: Identificar problemas en el actual proceso aplicado a los procedimientos periciales en la investigaciones de homicidios intencionales.

Denuncia: Día: Hora:
Lugar: Municipio:
Medico actuante:
Tipo de hecho: Clasificación:
Responsable del control:

Aspectos a observar.

a). Denuncia, verificación de la información de la denuncia.

b). Información preeliminar y conformación de la guardia.

c). Fase preparatoria y orientación para la prospección.

d). Valoración de la inspección estática para abordar el lugar del hecho.

e). Interpretación del hecho y sus evidencias.

f). Procedimientos aplicados según el caso.

g). Sistematización de los procedimientos.

h) Enfoque investigativo implícito en la dirección del proceso y su aporte a la investigación.

i) Integración de los dos componentes: pericial e investigativo.

j). Manera en que se cumplen las orientaciones metodológicas.

k). Formas de organización y evaluación de los procesos.

l). Desempeño del médico legista.

m). Concepciones periciales que subyace en la dirección del proceso.

n). Otros factores que deban ser tomados en cuenta.

Al finalizar la observación se debe:

- Revisar los informes periciales y verificar o precisar algunos de los aspectos anteriores.
- Intercambiar con el líder acerca de los resultados del control y puede profundizar en los aspectos que así lo requieran.

Anexo 7. Matriz DAOFAO y su análisis

OPORTUNIDADES en orden de prioridad.

O_1 Necesidad de establecer procedimientos periciales integrados en las investigaciones criminales en el país.

O_2: Potencial científico – técnico en graduados.

O_3: Único consejo consultivo de investigaciones criminales con participación directa de Medicina Legal en el país.

O_4: Posibilidad de capacitación del personal

O_5: Capacidad de respuesta a hechos de elevada complejidad investigativa.

O_6: Nuevo sistema de aplicación de metodología del consejo consultivo de investigaciones criminales y ampliación de su campo de acción.

AMENAZAS en orden de peligrosidad.

A_1 Insuficientes recursos económicos disponibles para la adquisición de técnica.

A_2 Incorrecta subordinación de la Medicina Legal al Sistema de Salud.

A_3: Deficiencias en el diseño curricular del programa de especialización en Medicina Legal.

A_4: No sensibilidad de directivos a nivel nacional en relación a la integración de las Ciencias Forenses.

A_5: No prioridad por el MINSAP para la integración y desarrollo de las ciencias forenses.

A_6: No existe transporte propio de Medicina Legal

FORTALEZAS en orden de importancia.

F_1: La Universidad Central en la Facultad de Derecho y el Instituto Superior del MININT gestionan proyectos de desarrollo.

F_2 Abundante potencial de recursos de desarrollo interesados en proyectos.

F_3 Integración entre las direcciones de Medicina Legal – MININT en la provincia.

F_4 Utilización de recursos técnicos de otras entidades en función de la práctica pericial medico legal.

F_5 Esclarecimiento de 100% de los casos de homicidio intencional durante 7 años.

F_6 Diseño de cursos de postgrado, diplomado, maestrías en ciencias forenses.

F_7 Creación del Consejo Consultivo de Investigaciones Criminales.

DEBILIDADES en orden de prioridad.

D_1 La formación general integral del departamento no es suficiente.

D_2 Dificultades en el dominio de la terminología pericial e investigativa policial.

D_3 Deficientes hábitos de actualización de conocimientos.

D_4 Deficiente capacitación del personal directo a la práctica pericial.

D_5 La Medicina Legal no tiene el equipamiento necesario para desarrollar técnicas forenses de primer nivel.

D_6: Deficiente sistema de información con medios de la informática

Matriz de Impacto.

---	O_1	O_2	O_3	O_4	O_5	O_6	A_1	A_2	A_3	A_4	A_5	A_6
F_1	X			X			X					
F_2	X	X		X	X	X		X	X			
F_3	X				X	X		X	X	X	X	X
F_4	X				X	X	X				X	X
F_5		X			X	X						
F_6	X	X		X		X	X		X	X		
F_7	X		X		X	X		X	X	X	X	
D_1		X		X		X	X	X	X	X	X	
D_2		X		X		X		X	X			
D_3		X		X			X	X		X	X	
D_4		X		X				X	X		X	X
D_5			X		X	X	X	X		X	X	X
D_6		X		X		X	X	X	X	X	X	
D_7												

Resultado de la matriz de impacto.

FO.

F_1: La Universidad Central de Las Villas en la Facultad de Derecho y el Instituto Superior del MININT gestionan proyectos de desarrollo.

O_1 Necesidad de establecer procedimientos en las investigaciones criminales en el país.

O_4: Posibilidad de capacitación del personal

F_2 Abundante potencial de recursos de desarrollo interesados en proyectos.

O_1 Necesidad de establecer procedimientos en las investigaciones criminales en el país.

O_2: Potencial científico – técnico en graduados.

O_4: Posibilidad de capacitación del personal

O_5: Capacidad de respuesta a hechos de elevada complejidad investigativa.

O_6: Nuevo sistema de aplicación de metodología del Consejo Consultivo de Investigaciones Criminales.

F_3 Integración entre las direcciones de Medicina Legal – MININT en la provincia.

O_1 Necesidad de establecer procedimientos en las investigaciones criminales en el país.

O_5: Capacidad de respuesta a hechos de elevada complejidad investigativa.
O_6: Nuevo sistema de aplicación de metodología del Consejo Consultivo de Investigaciones Criminales.

F_4 Utilización de recursos técnicos de otras entidades en función de la práctica pericial médico legal.
O_1 Necesidad de establecer procedimientos en las investigaciones criminales en el país.
O_5: Capacidad de respuesta a hechos de elevada complejidad investigativa.
O_6: Nuevo sistema de aplicación de metodología del Consejo Consultivo de Investigaciones Criminales.

F_5 Esclarecimiento de 100% de los casos de homicidio intencional durante 7 años.
O_5: Capacidad de respuesta a hechos de elevada complejidad investigativa.
O_6: Nuevo sistema de aplicación de metodología del Consejo Consultivo de Investigaciones Criminales.

F_6 Diseño de cursos de postgrado, diplomado, maestrías en ciencias forenses.
O_1 Necesidad de establecer procedimientos en las investigaciones criminales en el país.
O_2: Potencial científico – técnico en graduados.
O_4: Posibilidad de capacitación del personal
O_6: Nuevo sistema de aplicación de metodología del Consejo Consultivo de Investigaciones Criminales.

F_7 Creación del Consejo Consultivo de Investigaciones Criminales.
O_1 Necesidad de establecer procedimientos en las investigaciones criminales en el país.
O_3: Único consejo consultivo de investigaciones criminales con participación directa de Medicina Legal en el país.
O_5: Capacidad de respuesta a hechos de elevada complejidad investigativa.
O_6: Nuevo sistema de aplicación de metodología del Consejo Consultivo de Investigaciones Criminales.

FA.
F_1: La Universidad Central de Las Villas en la Facultad de Derecho u el Instituto Superior del MININT gestionan proyectos de desarrollo.
A_1 Insuficientes recursos económicos disponibles para la adquisición de técnica.

F_2 Abundante potencial de recursos de desarrollo interesados en proyectos.
A_2 Incorrecta subordinación de la Medicina Legal al Sistema de Salud.

A_3: Deficiencias en el diseño curricular del programa de especialización en Medicina Legal.

F_3 Integración entre las direcciones de Medicina Legal – MININT en la provincia.
A_2 Incorrecta subordinación de la Medicina Legal al Sistema de Salud.

A_3: Deficiencias en el diseño curricular del programa de especialización en Medicina Legal.

A_4: No sensibilidad de directivos a nivel nacional en relación a la integración de las Ciencias Forenses.

A_5: No prioridad por el MINSAP para la integración y desarrollo de las ciencias forenses.

A_6: No existe transporte propio de Medicina Legal

F_4 Utilización de recursos técnicos de otras entidades en función de la práctica pericial médico-legal.
A_1 Insuficientes recursos económicos disponibles para la adquisición de técnica.

A_5: No prioridad por el MINSAP para la integración y desarrollo de las ciencias forenses.

A_6: No existe transporte propio de Medicina Legal

F_6 Diseño de cursos de postgrado, diplomado, maestrías en ciencias forenses.
A_1 Insuficientes recursos económicos disponibles para la adquisición de técnica.

A_3: Deficiencias en el diseño curricular del programa de especialización en Medicina Legal.

A_4: No sensibilidad de directivos a nivel nacional en relación a la integración de las Ciencias Forenses.

F_7 Creación del Consejo Consultivo de Investigaciones Criminales.
A_2 Incorrecta subordinación de la Medicina Legal al Sistema de Salud.

A_3: Deficiencias en el diseño curricular del programa de especialización en Medicina Legal.

A_4: No sensibilidad de directivos a nivel nacional en relación a la integración de las Ciencias Forenses.

A_5: No prioridad por el MINSAP para la integración y desarrollo de las ciencias forenses.

DO.
D_1 La formación general integral del departamento no es suficiente.
O_2: Potencial científico – técnico en graduados.
O_4: Posibilidad de capacitación del personal
O_6: Nuevo sistema de aplicación de metodología del Consejo Consultivo de Investigaciones Criminales.

D_2 Dificultades en el dominio de la terminología pericial e investigativa policial.
O_2: Potencial científico – técnico en graduados.
O_4: Posibilidad de capacitación del personal
O_6: Nuevo sistema de aplicación de metodología del Consejo Consultivo de Investigaciones Criminales.

D_3 Deficientes hábitos de actualización de conocimientos.
O_2: Potencial científico – técnico en graduados.
O_4: Posibilidad de capacitación del personal

D_4 Deficiente capacitación del personal directo a la práctica pericial.

O_5: Capacidad de respuesta a hechos de elevada complejidad investigativa.
O_6: Nuevo sistema de aplicación de metodología del Consejo Consultivo de Investigaciones Criminales.

D_5 La Medicina Legal no tiene el equipamiento necesario para desarrollar técnicas forenses de primer nivel.

O_4: Posibilidad de capacitación del personal
O_6: Nuevo sistema de aplicación de metodología del Consejo Consultivo de Investigaciones Criminales.

D_6 Deficiente adquisición de bibliografía actualizada.
O_2: Potencial científico – técnico en graduados.
O_4: Posibilidad de capacitación del personal
O_6: Nuevo sistema de aplicación de metodología del Consejo Consultivo de Investigaciones Criminales.

DA.

D_1 La formación general integral del departamento no es suficiente.
A_1 Insuficientes recursos económicos disponibles para la adquisición de técnica.

A_2 Incorrecta subordinación de la Medicina Legal al Sistema de Salud.

A_3: Deficiencias en el diseño curricular del programa de especialización en Medicina Legal.

A_4: No sensibilidad de directivos a nivel nacional en relación a la integración de las Ciencias Forenses.

A_5: No prioridad por el MINSAP para la integración y desarrollo de las ciencias forenses.

D_2 Dificultades en el dominio de la terminología pericial e investigativa policial.
A_2 Incorrecta subordinación de la Medicina Legal al Sistema de Salud.

A_3: Deficiencias en el diseño curricular del programa de especialización en Medicina Legal.

D_3 Deficientes hábitos de actualización de conocimientos.
A_1 Insuficientes recursos económicos disponibles para la adquisición de técnica.

A_2 Incorrecta subordinación de la Medicina Legal al Sistema de Salud.

A_4: No sensibilidad de directivos a nivel nacional en relación a la integración de las Ciencias Forenses.

A_5: No prioridad por el MINSAP para la integración y desarrollo de las ciencias forenses.

D_4 Deficiente capacitación del personal directo a la práctica pericial.

A_2 Incorrecta subordinación de la Medicina Legal al Sistema de Salud.

A_3: Deficiencias en el diseño curricular del programa de especialización en Medicina Legal.

A_5: No prioridad por el MINSAP para la integración y desarrollo de las ciencias forenses.

A_6: No existe transporte propio de Medicina Legal

D_5 La Medicina Legal no tiene el equipamiento necesario para desarrollar técnicas forenses de primer nivel.

A_1 Insuficientes recursos económicos disponibles para la adquisición de técnica.

A_3: Deficiencias en el diseño curricular del programa de especialización en Medicina Legal.

A_4: No sensibilidad de directivos a nivel nacional en relación a la integración de las Ciencias Forenses.

A_5: No prioridad por el MINSAP para la integración y desarrollo de las ciencias forenses.

A_6: No existe transporte propio de Medicina Legal

D_6: Deficiente sistema de información con medios de la informática.

A_1 Insuficientes recursos económicos disponibles para la adquisición de técnica.

A_2 Incorrecta subordinación de la Medicina Legal al Sistema de Salud.

A_3: Deficiencias en el diseño curricular del programa de especialización en Medicina Legal.

A_4: No sensibilidad de directivos a nivel nacional en relación a la integración de las Ciencias Forenses.

A_5: No prioridad por el MINSAP para la integración y desarrollo de las ciencias forenses.

Matriz de impacto más significativas

FO.

F_1: La Universidad Central en la facultad de derecho y el Instituto Superior del MININT gestionan proyectos de desarrollo.

O_1 Necesidad de establecer procedimientos en las investigaciones criminales en el país.

F_2 Abundante potencial de recursos de desarrollo interesados en proyectos.

O_6: Nuevo sistema de aplicación de metodología del Consejo Consultivo de Investigaciones Criminales.

O_4: Posibilidad de capacitación del personal

O_2: Potencial científico – técnico en graduados.

F_3 Integración entre las direcciones de Medicina Legal – MININT en la provincia.

O_6: Nuevo sistema de aplicación de metodología del Consejo Consultivo de Investigaciones Criminales.

F_4 Utilización de recursos técnicos de otras entidades en función de la práctica pericial medico legal.

O_1 Necesidad de establecer procedimientos en las investigaciones criminales en el país.

F_5 Esclarecimiento de 100% de los casos de homicidio intencional durante 7 años.

O_5: Capacidad de respuesta a hechos de elevada complejidad investigativa.

F_6 Diseño de cursos de postgrado, diplomado, maestrías en ciencias forenses.

O_4: Posibilidad de capacitación del personal

F_7 Creación del Consejo Consultivo de Investigaciones Criminales.

O_3: Único consejo consultivo de investigaciones criminales con participación directa de Medicina Legal en el país.

O_5: Capacidad de respuesta a hechos de elevada complejidad investigativa.
O_6: Nuevo sistema de aplicación de metodología del Consejo Consultivo de Investigaciones Criminales.

Plan de acción según la matriz de impacto más significativas de fortalezas y oportunidades.

1. Establecer planes conjuntos de acciones o procedimientos en las investigaciones periciales durante el enfrentamiento a los hechos de homicidio intencional con la participación de otras instancias.
2. Solicitar información científica relacionada con el tema de la investigación a profesionales y servicios forenses nacional e internacional, con el fin de actualizar y comparar los procesos.
3. Vincular las especialidades que participan en las investigaciones de los hechos de homicidio intencional.
4. Proponer la especialización para el enfrentamiento de los hechos que se vinculan en la investigación.
5. Seleccionar los profesionales de mayor nivel profesional y científico para el trabajo en sus diferentes etapas de la investigación.
6. Proponer la aplicación del procedimiento según la etapa de actuación con sus instrumentos.

FA
F_1: La Universidad Central en la facultad de derecho u el Instituto Superior del MININT gestionan proyectos de desarrollo.
A_1 Insuficientes recursos económicos disponibles para la adquisición de técnica.

F_2 Abundante potencial de recursos de desarrollo interesados en proyectos.
A_3: Deficiencias en el diseño curricular del programa de especialización en Medicina Legal.

F_3 Integración entre las direcciones de Medicina Legal – MININT en la provincia.
A_2 Incorrecta subordinación de la Medicina Legal al Sistema de Salud.

A_5: No prioridad por el MINSAP para la integración y desarrollo de las ciencias forenses.

A_6: No existe transporte propio de Medicina Legal

F_4 Utilización de recursos técnicos de otras entidades en función de la práctica pericial medico legal.
A_1 Insuficientes recursos económicos disponibles para la adquisición de técnica.

F_6 Diseño de cursos de postgrado, diplomado, maestrías en ciencias forenses.
A_4: No sensibilidad de directivos a nivel nacional en relación a la integración de las Ciencias Forenses.

F_7 Creación del Consejo Consultivo de Investigaciones Criminales.
A_4: No sensibilidad de directivos a nivel nacional en relación a la integración de las Ciencias Forenses.

Plan de acción según la matriz de impacto más significativas de fortalezas y amenazas.

1. Crear proyectos de investigación teniendo en cuenta los aspectos que más dificultan las investigaciones teniendo en cuenta la dificultad económica del país y el alto costo de los equipos que utilizan las Ciencias Forenses que imposibilita su adquisición.
2. Proponer a las diferentes instancias superiores el análisis de los diseños curriculares de las especialidades con el fin de establecer herramientas diagnósticas que identifiquen las necesidades de aprendizaje de los actuantes en función de la pertinencia del trabajo pericial e investigativo.
3. Fortalecer los vínculos de trabajo y establecer convenios de investigación conjunta con el MININT, la Fiscalía y el Tribunal teniendo en cuenta las líneas de investigación en forma de proyectos y hacer uso de aquellos recursos técnicos disponibles que pueden ser utilizados por Medicina Legal.
4. Diseñar estrategias capacitantes según el nivel profesional teniendo en cuenta nivel de actuación que vinculen los conocimientos para lograr la integración de los mismos elevando la pertinencia y el nivel de resolutividad en los casos ampliando el perfil de la actuación.
5. Crear y fortalecer el Consejo Consultivo de Investigaciones Criminales a fin de incorporar especialistas, jubilados de alto nivel profesional, de años de experiencia vinculados directamente a las investigaciones

criminales, con fin de asesorar, revisar y aportar elementos útiles a las mismas logrando elevar la eficacia y efectividad en los procesos

DO.
D_1 La formación general integral del departamento no es suficiente.
O_2: Potencial científico – técnico en graduados.
O_4: Posibilidad de capacitación del personal

D_2 Dificultades en el dominio de la terminología pericial e investigativa policial.
O_4: Posibilidad de capacitación del personal

O_4: Posibilidad de capacitación del personal
D_3 Deficientes hábitos de actualización de conocimientos.
D_4 Deficiente capacitación del personal directo a la práctica pericial.

O_6: Nuevo sistema de aplicación de metodología del Consejo Consultivo de Investigaciones Criminales.

D_5 La Medicina Legal no tiene el equipamiento necesario para desarrollar técnicas forenses de primer nivel.

O_4: Posibilidad de capacitación del personal

D_6 Deficiente adquisición de bibliografía actualizada.

O_4: Posibilidad de capacitación del personal.

Plan de acción según la matriz de impacto más significativas de las debilidades y oportunidades.

1. Establecer convenios con las instituciones vinculadas a la investigación a fin de ofrecer la posibilidad de rotaciones o estancias por diferentes especialidades que se vinculan a la investigación, para capacitar y entrenar con actividades teórico-prácticas a los implicados, teniendo en cuenta el potencial profesional que tenemos.
2. Establecer perfiles por temas dirigidos según el perfil, teniendo en cuenta la utilización de los sistemas de información científica disponible para lograr la mayor actualización posible.
3. Establecer contacto con Sociedades Científicas para establecer comunicación con profesionales de perfil a fines y solicitar intercambio de información científica actualizada y vincular proyectos en común.

DA.

D_1 La formación general integral del departamento no es suficiente.
A_2 Incorrecta subordinación de la Medicina Legal al Sistema de Salud.

A_3: Deficiencias en el diseño curricular del programa de especialización en Medicina Legal.

D_2 Dificultades en el dominio de la terminología pericial e investigativa policial.
A_2 Incorrecta subordinación de la Medicina Legal al Sistema de Salud.

D_3 Deficientes hábitos de actualización de conocimientos.
A_5: No prioridad por el MINSAP para la integración y desarrollo de las ciencias forenses.

D_4 Deficiente capacitación del personal directo a la práctica pericial.

A_3: Deficiencias en el diseño curricular del programa de especialización en Medicina Legal.

D_5 La Medicina Legal no tiene el equipamiento necesario para desarrollar técnicas forenses de primer nivel.

A_1 Insuficientes recursos económicos disponibles para la adquisición de técnica.

A_5: No prioridad por el MINSAP para la integración y desarrollo de las ciencias forenses.

D_6: Deficiente sistema de información con medios de la informática.

A_1 Insuficientes recursos económicos disponibles para la adquisición de técnica.

A_5: No prioridad por el MINSAP para la integración y desarrollo de las ciencias forenses.

Plan de acción según la matriz de impacto más significativas de las debilidades y amenazas.

1. Proponer la revisión del diseño curricular del programa de especialización en Medicina Legal con el fin de crear una propuesta de perfeccionamiento, teniendo en cuenta aquellos conocimientos elementales que debe tener un legista para su actuación.
2. Proponer al grupo nacional un análisis del estado actual de la especialidad en el país, con el fin de determinar los problemas que se presentan en la práctica pericial médico legal y la posible implicación que tiene en ello la subordinación al Sistema de Salud

Anexo 8. Análisis de brechas.

Consigna: ¿Dónde se ubican las principales diferencias entre la situación actual de las Investigaciones periciales del homicidio intencional y una nueva situación de futuro más favorable?

Nivel de perspectiva	Brecha	¿En qué consiste?
Condición de las Investigaciones periciales	Calidad	Rendimientos investigativos insuficientes, bajo nivel de resolutividad, inadecuada concepción de la investigación científica de los casos, inadecuada integración entre las partes de la investigación.
	Productividad	Limitada creación en materia científica. Reducido número de proyectos, deficiente nivel de actualización científica
	Desequilibrio	Descompensación en perjuicio de la investigación criminal.
	Concentración	Escasa atención a los problemas que requieren estudios muy técnicos y profundos.
Entorno	Endogamia / Apertura	Reducido interés por lo que sucede fuera del contexto de actuación del perfil.
	Inserción	Dificultades para establecer vínculos con otros niveles de actuación.
	Pertinencia	Acciones que contribuyen escasamente a la solución de los problemas relacionados con la investigación integral.
Ciencias Forenses	Autonomía / Responsabilidad	Recorte de las capacidades propias por incorrecta estructura.
	Disgregación de las ciencias forenses.	Actitud poco interesada en otras realidades con problemas similares.
Ámbito regional e Internacional	Carencia en la definición de políticas	Desconocimiento sobre el rumbo a adoptar. Muchas improvisaciones.
	Escasa capacidad técnica de gestión	Falta de expertos. Excesivo voluntarismo para gestionar el área.
	Clima negativo para las investigaciones.	Acciones y oferta académica muy tradicional que no logra destaque, con adquisición de estudiantes de la Universidad.

Fuente: Elaboración a cargo del autor a partir de los aportes obtenidos en los instrumentos aplicados.

Anexo 9. Registro información preliminar.

REGISTRO INFORMACIÓN PRELIMINAR.

Día: ____________ Hora: _________ Denuncia: ___________.
Municipio: ___________________ Vía de obtención: personal:___ Telefónica: ___
Nombre de la persona: __________________________________ CI: _______________
Edad: _________
Dirección:____________________
Integración __ PCC. __ UJC __ CTC. __ FMC __ CDR

1. Es testigo __ si __ no. a) Oyó __ si __ no b) Visual __ si __ no
c) Nivel de Precisión __ si __ no
d) Posición en el medio. __ familiar __ amistad __ vecino __ causal
e) Concreta acciones __si __no

2. Es intermediario __ si a) Nivel de Precisión __ si __ no
b) Posición en el medio. __ Familiar __ amistad __ vecino __ causal
c) Como obtiene la información: __ verbal. __ visual.
d) Fuente de información: __ familiar __ amistad __ vecino __ causal

3. Sospecha __ si a) __ Porque ha visto b) __ Porque ha oído c) __ Le han dicho
d) Posición en el medio. __ familiar __ amistad __ vecino __ causal
e) Concreta acciones __si __ no
f) De testigo: Oyó __ si __ no Visual __ si __ no

4. La información que aporta se relaciona con hechos conocidos.
a) __ antes __ durante __ después.
b) Posición en el medio. __ familiar __ amistad __ vecino __ causal
c) Concreta acciones __si __ no.
e) De testigo: Oyó __ si __ no Visual __ si __ no

OBSERVACIONES: De testigo: Oyó __ si __ no Visual __ si __ no

5) Nivel de prioridad: __ 1 __ 2 __ 3

Anexo 10. Encuesta a clientes.

Encuesta a clientes sobre competencias y necesidades en la aplicación de un procedimiento pericial integral para las investigaciones del homicidio intencional en el contexto cubano.

Datos generales:

Centro ____
Años de experiencia en el desempeño ___________________________
Categoría docente __________________________________
Edad______________
Sexo _____________

Graduado: Instructor Penal: _______ Fiscal: _____ Juez: ______

Grado científico o académico: Máster ____ Doctor ____

1. Diga con que frecuencia usted utiliza el tema en su trabajo.

Siempre __ Con frecuencia ___ A veces ___ Rara vez ___ Nunca ___

2. Mencione los procedimientos periciales medico legales que usted conoce.

__ fotografía forense.
__ Infografía forense.
__ Levantamiento de cadáver.
__ Necropsia medico legal.
__ Autopsia psicológica.
__ Examen Psiquiátrico
__ Oratoria forense
__ Planimetría forense.
__ Uso de software específico.
__ Reconstrucción psicodinamica.
__ Perfilación criminal.
__ Examen psiquiátrico de urgencia.
__ Exploración psicológica.

3. De los procedimientos medico legales.

Conoce bastante__ Conoce poco __ Casi ninguno __ Nada __

4. Se aplican los procedimientos periciales de forma óptima.

Siempre __ Pocas veces __ Casi nunca ___

5. La calidad actual de los procesos penales esta afectada por la deficiente aplicación de procedimientos periciales.

Muy afectada __ Poco afectada __ A veces __ Nunca __.

6. Ha recibido cursos de capacitación relacionados con el tema

Si __ No __

7. Los cursos recibidos con relación a este conocimiento

Suficiente__ Insuficiente__ Muy Escaso __ Ninguno__

8. Ha impartido cursos del tema
Si __ No__

9. La aplicación de la metodología de trabajo y el diseño de estrategias de trabajo transforma los procedimientos periciales.

Si __ No __

10. Marque con una X las barreras que usted considera existen en el trabajo con relación la aplicación de los procedimientos periciales.

__ No existe una estrategia de trabajo que guié integralmente los procedimientos periciales en función de las investigaciones criminales actuales.
__ Los procedimientos médicos legales se encuentran descontextualizados.
__ Las limitaciones de recursos tecnológicos afectan de forma significativa la aplicación de algunos procedimientos periciales.
__ La calidad de los procedimientos criminalísticos supera a los médicos legales
__ Los legistas en general no están capacitados en la aplicación de los procedimientos periciales en función de la investigación criminal.
__ No existe arbitraje forense para la valoración del resultado de la pericia medico legal en el proceso.
__ Los legistas prefieren seguir la rutina de trabajo por métodos tradicionales.

11. Marque con una X las necesidades de aprendizaje en la aplicación de procedimientos periciales.

____ Herramientas para la elaboración del trabajo pericial.
____ Herramientas para el trabajo colaborativo.
____ Incremento de la calidad del trabajo pericial
____ Mejora en la calidad de administración de justicia.
____ Hacer un uso mas efectivo de los medios de prueba
____ Divulgar el conocimiento
____Uso optimo de la tecnología digital
____ Incrementar la efectividad del enfrentamiento pericial al delito.

Anexo 11. Diagrama de Tres Generaciones del estado de los procedimientos periciales en la investigación del homicidio.

Prioridad 1				
Oportunidad de Mejora: Conocimiento deficiente de los procedimientos periciales en función de las investigaciones del homicidio intencional.				
Responsable: Jefes de Departamentos				
Áreas o Procesos: Subproceso Académico o Curricular.				
Meta: Lograr que los contenidos de la especialidades involucradas garanticen la adquisición de conocimientos y habilidades necesarias para resolver los problemas que se plantean en las investigaciones de los homicidios intencionales.				
Período: 2008-2009.				
PASADO		**PRESENTE**		**FUTURO**
Planeado	**Ejecutado**	**Resultados**	**Puntos problemáticos**	**Propuesto**
Actualizar los conocimientos de los especialistas implicados en el proceso	Se ejecutó diagnóstico del entorno, entre marzo a octubre del 2008.	Se obtuvo la información a cerca de los requerimientos de conocimiento y de desarrollo tecnológico.	Escasa localización de fuentes de información	Ejercer el diagnóstico en todos los finales de año natural
	Encuentros realizados con empleadores y peritos médicos y criminalísticos.	Se logró obtener el 62% de nuevas propuestas para acciones de mejora y mayor objetividad en el diagnóstico.	Es insuficiente la representatividad de ambos grupos de interés en los encuentros.	Incluir acciones de mejora dirigida a la divulgación y emancipación de estos encuentros.
Desarrollar actividades de postgrado con evaluaciones de los contenidos impartidos	Se aplicaron encuestas para conocer el grado de satisfacción de los peritos y empleadores	Se apreció un incremento en el nivel de satisfacción de peritos y empleadores.	Falta de comprensión acerca de algunos planteamientos en las encuestas	Mejorar la calidad de las encuestas.

ANEXO 11 Diagrama de Tres Generaciones del estado de los procedimientos periciales en las investigaciones del homicidio

<table>
<tr><td colspan="5">Prioridad: 2</td></tr>
<tr><td colspan="5">Oportunidad de Mejora: Los procedimientos periciales en función de las investigaciones del homicidio intencional no son efectivos por falta de integralidad de conocimientos y habilidades.</td></tr>
<tr><td colspan="5">Responsable: Jefes de los Grupos y Direcciones.</td></tr>
<tr><td colspan="5">Áreas o Procesos: Subproceso Académico o Curricular.</td></tr>
<tr><td colspan="5">Meta: Lograr la integración de los conocimientos y habilidades que demandan las actuales investigaciones de los homicidios intencionales en las actuales condiciones del contexto cubano con la calidad requerida.</td></tr>
<tr><td colspan="5">Período: 2008-2009.</td></tr>
<tr><th colspan="2">PASADO</th><th colspan="2">PRESENTE</th><th>FUTURO</th></tr>
<tr><th>Planeado</th><th>Ejecutado</th><th>Resultados</th><th>Puntos problemáticos</th><th>Propuesto</th></tr>
<tr><td rowspan="2">Rediscutir los contenidos necesarios en correspondencia con las necesidades de conocimientos y habilidades según el nivel de actuación.</td><td>Se realizaron cinco cursos de postgrado y dos diplomados en ciencias forenses</td><td>Se identificaron las principales tendencias de desarrollo de las ciencias forenses en el plano internacional y en el país.</td><td>Escasa fuentes de información disponible.</td><td>Ampliar la cantidad y calidad de las fuentes de información, a través de desarrollo sistemático intercambio de información y eventos científicos.</td></tr>
<tr><td>Se realizaron exámenes diagnósticos.</td><td>Se obtuvo un incremento del nivel de conocimientos y habilidades evaluadas, las que responden directamente a los objetivos de las estrategias.</td><td>Falta de concordancia en las muestras tomadas</td><td>Considerar la aplicación del diagnóstico a las mismos individuos para el logro de comparaciones objetivas.</td></tr>
<tr><td>Desarrollar actividades de postgrado con evaluaciones de los contenidos impartidos</td><td>Se aplicaron encuentros de intercambio entre peritos y empleadores para conocer los intereses.</td><td>Se obtuvo un porciento significativo de la información total.</td><td>Insuficiente nivel de actualización de una parte de los participantes de los empleadores</td><td>Perfeccionar la selección de los participantes en este tipo de encuesta.</td></tr>
</table>

Anexo 11. Diagrama de tres generaciones del estado de los procedimientos periciales

Prioridad: 3				
Oportunidad de Mejora: El control vigente de los procedimientos periciales en función de las investigaciones del homicidio intencional es inadecuado.				
Responsable: Jefes de Direcciones y Grupos				
Áreas o Procesos: Subproceso Académico o Curricular.				
Meta: Elevar la efectividad del 100% de los procedimientos periciales sobre las investigaciones del homicidio intencional				
Período: 2008-2009.				
PASADO		**PRESENTE**		**FUTURO**
Planeado	**Ejecutado**	**Resultados**	**Puntos problemáticos**	**Propuesto**
Dirigir la totalidad de las acciones de control hacia el mejoramiento del proceso pericial según el procedimiento diseñado	Rediseño del procedimiento con el trabajo diario.	La totalidad de las acciones de control desarrolladas responden a los requerimientos de mejora del proceso.	Es insuficiente aún el nivel de oportunidad de las acciones de dirección de los procedimientos en las investigaciones	Ejercer el diagnóstico todos los finales de año
Logra que la totalidad del personal designado participe en las acciones periciales que se controlan	Dirección integral de los participantes directos en las investigaciones incrementando sus facultades	Se logra la participación de los implicados en el proceso en las acciones de control y dirección.	Insuficiente nivel de conocimiento de dirección del proceso de algunos implicados.	Incluir acciones de mejora dirigida a la divulgación y emancipación de estos encuentros.
Garantizar la integralidad de los procedimientos periciales a través de una guía de observación	Se diseñaron instrumentos de control de la calidad de los procesos.	Los problemas detectados responden a las necesidades de control de los procedimientos.	Insuficiente nivel de información disponible por los diferentes niveles de subordinación en la actividad.	Mejorar la calidad de las encuestas.

Anexo 11. Diagrama de tres generaciones del estado de los procedimientos periciales

Prioridad 4.				
Oportunidad de Mejora: Información Científico-Técnica desactualizada o no disponible.				
Responsable: Jefes de Grupos				
Áreas o Proceso: Centros de Formación Académica				
Meta: Elevar las competencias de los profesionales implicados en el proceso				
Período: 2005- 2008				
PASADO		**PRESENTE**		**FUTURO**
Planeado	**Ejecutado**	**Resultados**	**Puntos Problemáticos**	**Propuesta**
Asegurar el completamiento bibliográfico de todas las especialidades y ciencias	Se crea un convenio de intercambio científico-técnico entre la Universidad, Ministerio del Interior y Medicina Legal	Incremento de los materiales de estudio.	La bibliografía profesional se encuentra en inglés y el costo de adquisición es alto.	Coordinar cursos de ingles y facilitar la adquisición de Software Trasletor.
	Se crea un curso en red de Medicina Legal	Incremento de la información científico-técnica disponible.	No es uniforme la ICT en todas las esferas.(Fiscalía, Tribunal, Criminalística, Medicina Legal).	Reforzar la impartición de cursos e intercambio de información entre las provincias centrales.
	Se realizaron esquemas de flujo, reglas de pasos metodológicos para las guardias provinciales y municipales.	Los cursos de postgrado tienen los contenidos necesarios.	Algunos materiales requieren más actualización.	Creación de una biblioteca virtual y física en los departamentos.
Contar con suficiente información científico-técnica.	Se incrementa la búsqueda de información por parte del grupo.	Se crea una web de Medicina Legal y se encuentran 12 sitios en INTERNET	Es insuficiente los sitios por la especificidad requerida.	Incremento de los sitios por parte de los centros de información del MININT y ISCM VC.
	Se incluyeron en los planes de trabajo la presentación dos veces al año de artículos científicos.	Se incrementaron la productividad de revisiones bibliográficas.	Los directivos no se ajustan a los niveles requeridos.	Incremento del nivel de exigencia de artículos científicos y publicaciones.
	Se realizaron acciones de control de búsqueda de información a través de las reuniones mensuales del grupo provincial de investigaciones criminales.	Se logra el incremento del nivel de búsqueda de información científica.	Algunos implicados no tienen sentido de pertenencia en la adquisición de ICT.	Reducir las diferencias.

Anexo 11. Diagrama de tres generaciones del estado de los procedimientos periciales

Prioridad 5.				
Oportunidad de Mejora: Los procedimientos periciales actuales se vinculan insuficientemente a la investigación criminal.				
Responsable: Jefe de Departamento Medicina Legal, Instrucción, Criminalística, PTI				
Área o Proceso: Ciencias y especialidades afines a la investigación				
Meta: Lograr la interdisciplinariedad e intersectorialidad en el proceso				
Período: 2005 - 2008				
PASADO		**PRESENTE**		**FUTURO**
Planeado	**Ejecutado**	**Resultados**	**Puntos Problemáticos**	**Propuesta**
Asegurar la preparación de los jefes de guardia, instructores, investigadores y peritos a todos los niveles requeridos	Se impartieron 4 cursos de postgrado y 2 diplomados en Ciencias Forenses	Se elevó significativamente el nivel de conocimientos de los implicados en el proceso.	La calidad de los procedimientos no es óptima.	Extender y profundizar las estrategias de perfeccionamiento de la superación CT
	Se realizaron dinámicas de control en las reuniones mensuales del Grupo Provincial de Investigaciones Criminales	Se elevaron los resultados en las evaluaciones realizadas.	Los nexos entre el perfil académico y de trabajo no son adecuados.	Mejorar el trabajo metodológico de los procesos.
Elevar las disponibilidad de implicados a otros niveles de actuación	Se activaron convenios de cooperación con centros universitarios y entidades.	Se elevó la cantidad de personal a participar y consultar en el trabajo.	No es uniforme el interés de los implicados.	Dirigir las acciones de capacitación hacia los puntos más vulnerables detectados.
	Se creó el Consejo Consultivo de Investigaciones Criminales.	Se incrementó el campo de acción y calidad de los procesos profesionalizando el trabajo.	No se realizan las acciones y procedimientos disponibles.	Jerarquizar los casos más graves de la provincia con el Consejo Consultivo

Anexo 11. Diagrama de tres generaciones del estado de los procedimientos periciales

Prioridad 6.				
Oportunidad de Mejora: Los procedimientos periciales no se ajustan a las actuales demandas de las investigaciones del homicidio intencional.				
Responsable: Jefes de Grupos				
Área o Proceso: MININT y Medicina Legal.				
Meta: Lograr que los procedimientos periciales se vinculen de forma óptima a las investigaciones del homicidio intencional.				
Período: 2005 - 2008				
PASADO		**PRESENTE**		**FUTURO**
Planeado	**Ejecutado**	**Resultados**	**Puntos Problemáticos**	**Propuesta**
Asegurar que los participantes en la aplicación del procedimiento, así como estén a la altura de las buenas prácticas periciales y por consiguiente tributen con efectividad a las investigaciones del homicidio intencional en las actuales condiciones.	Se consideró un proyecto de investigación en la provincia que vinculó a todas las áreas que tributan al perfil.	Se logró la participación de todas las áreas implicadas en el proceso	Son insuficientes la cohesión entre los grupos, así como la continuidad investigativa.	Incrementar la capacitación.
	Se amplió la participación de los implicados en la toma de decisiones e iniciativas	Un porciento significativo de los implicados tomaron decisiones en los casos.	Es insuficiente la proporción de decisiones participativas, para mejorar las acciones vinculadas al proceso	Concebir un incremento de la participación de los investigadores implicados.

Anexo 11. Diagrama de tres generaciones del estado de los procedimientos periciales.

Prioridad 7.				
Oportunidad de Mejora: La aplicación de los procedimientos periciales que demoran el tiempo de precisión y esclarecimiento de circunstancias pero no pueden ser eliminados por el valor que aportan a las investigaciones porque garantizan la calidad de los procesos.				
Responsable: Jefes de Grupos				
Área o Proceso: MININT y Medicina Legal.				
Meta: Lograr que los procedimientos periciales se apliquen de forma rápida sin afectar la calidad de los procesos.				
Período:				
PASADO		**PRESENTE**		**FUTURO**
Planeado	**Ejecutado**	**Resultados**	**Puntos Problemáticos**	**Propuesta**
Reducir el tiempo de aplicación de los procedimientos periciales sin afectar la calidad de las investigaciones.	Se realizaron mejoras en la aplicación de los procedimientos delegaron responsabilidades y términos con posteriores análisis, se ampliaron los participantes en el proyecto de investigación.	Se redujeron los tiempos de los resultados sin afectar la calidad de los procesos objetos de investigación	No en todos los casos se logra la reducción del tiempo y se mantiene la calidad	Continuar implicando a mas personas en el proceso precisando la necesidad e importancia de reducción del tiempo de aplicación de los procedimientos sin comprometer la calidad de las investigaciones.

Anexo 12.1. Diagrama de bloque de información preliminar

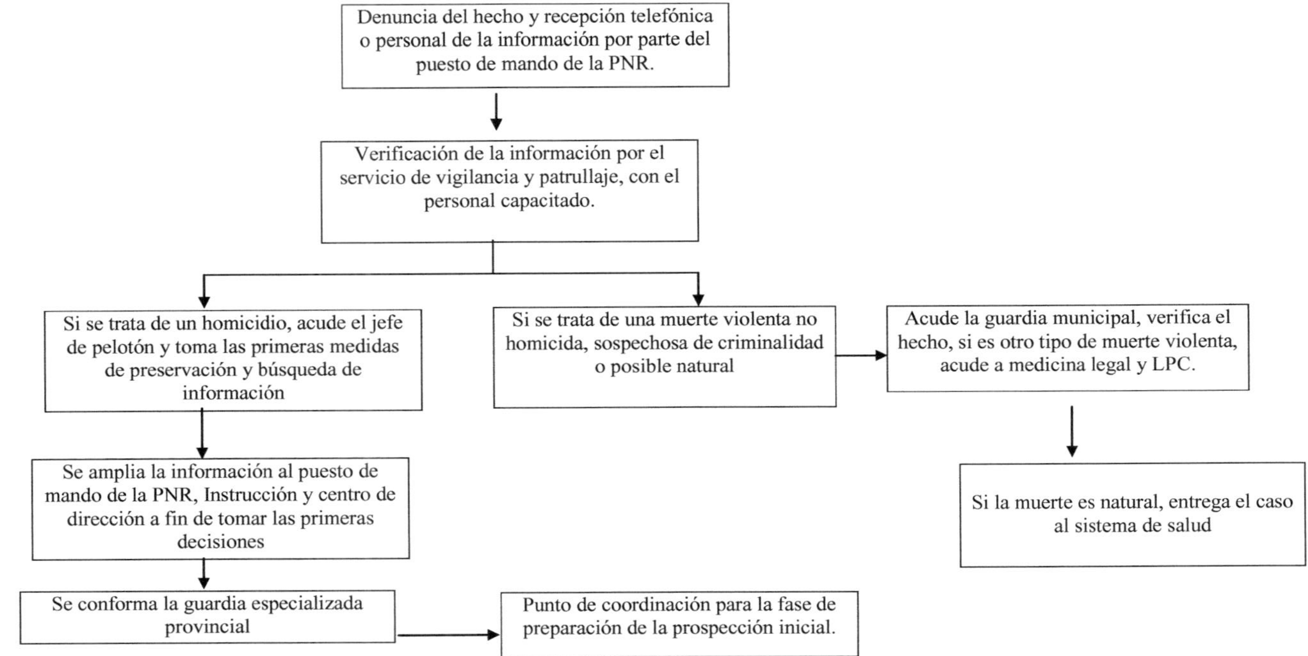

Anexo 12.2. Diagrama de bloque de la primera etapa de la prospección.

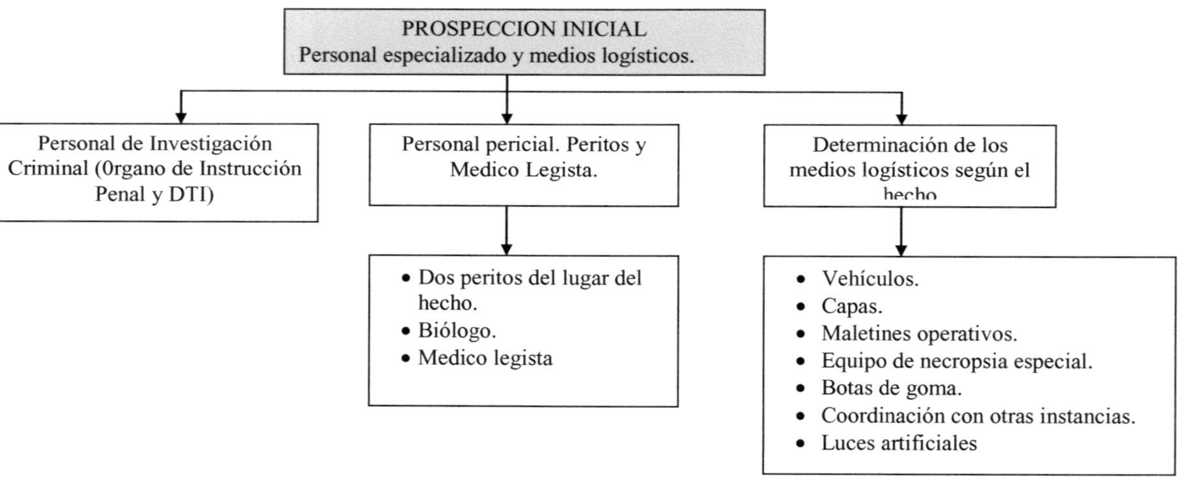

Anexo 12.3. Diagrama de bloque de la primera etapa de la prospección.

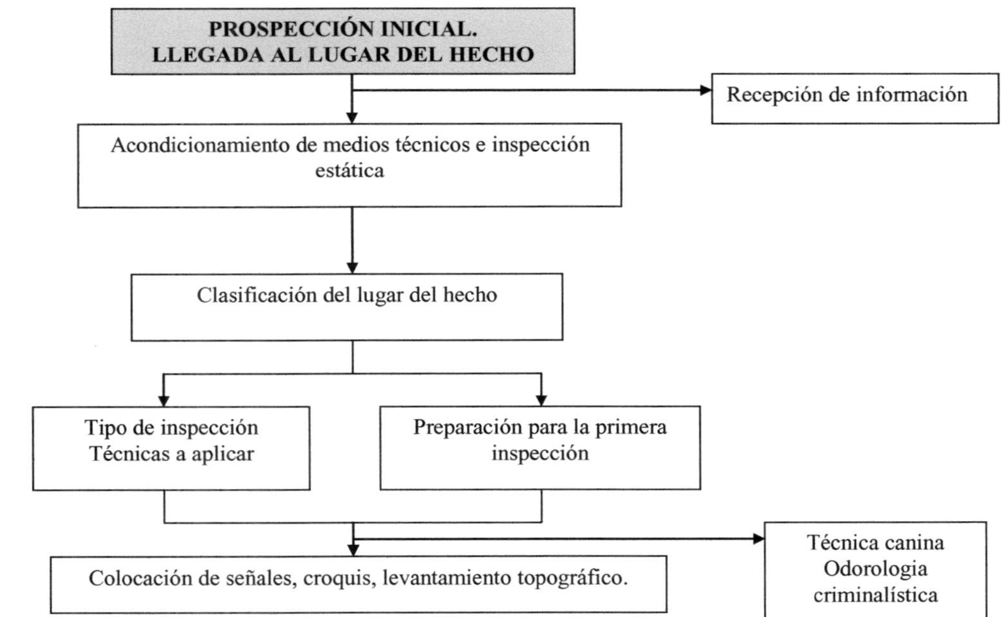

12.4. Diagrama de bloque de la segunda fase de prospección.

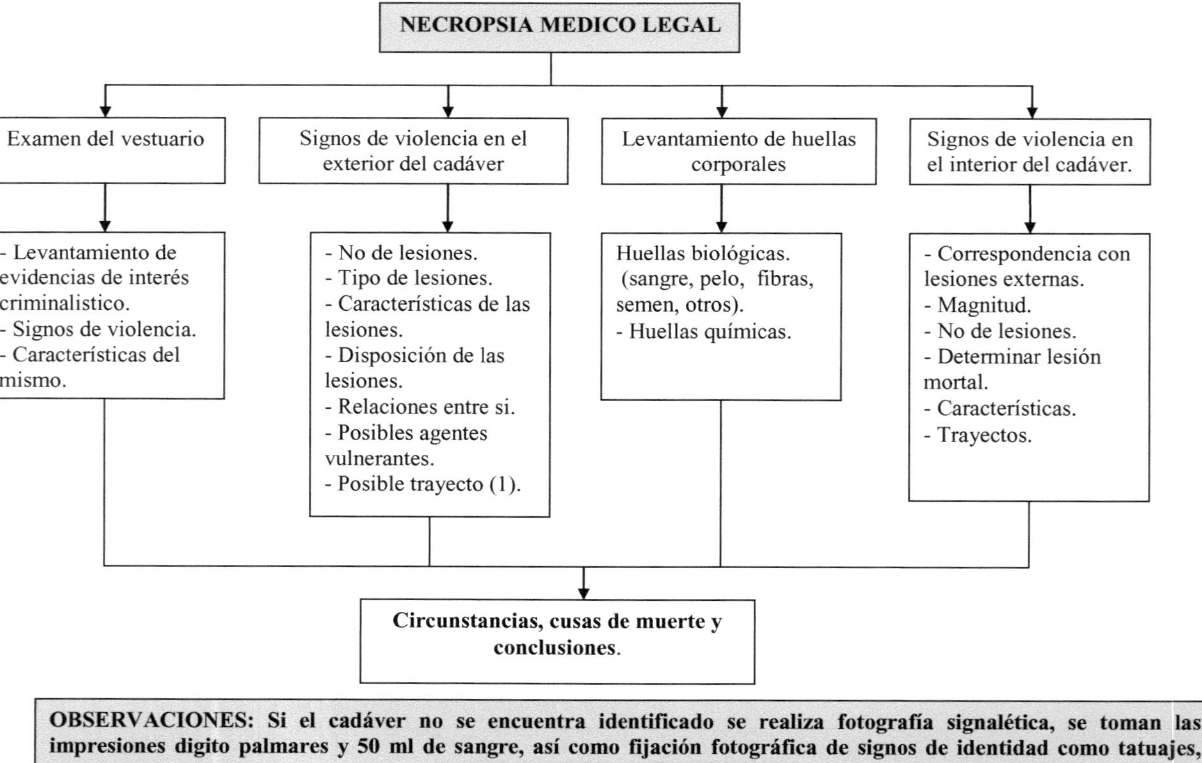

OBSERVACIONES: Si el cadáver no se encuentra identificado se realiza fotografía signalética, se toman las impresiones digito palmares y 50 ml de sangre, así como fijación fotográfica de signos de identidad como tatuajes, lunares, cicatrices, etc.

Anexo 12.5. Diagrama de bloque de los procedimientos técnicos forenses a aplicar.

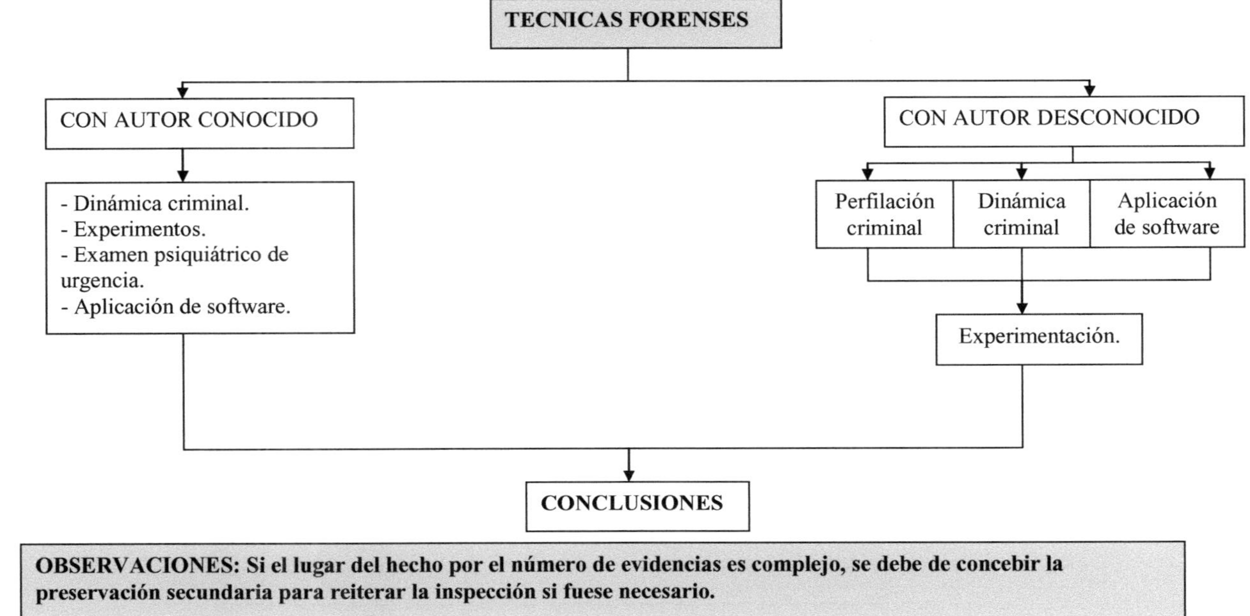

Anexo 12.6. Diagrama de bloque de la fase de prospección del lugar del hecho.
Homicidio intencional.

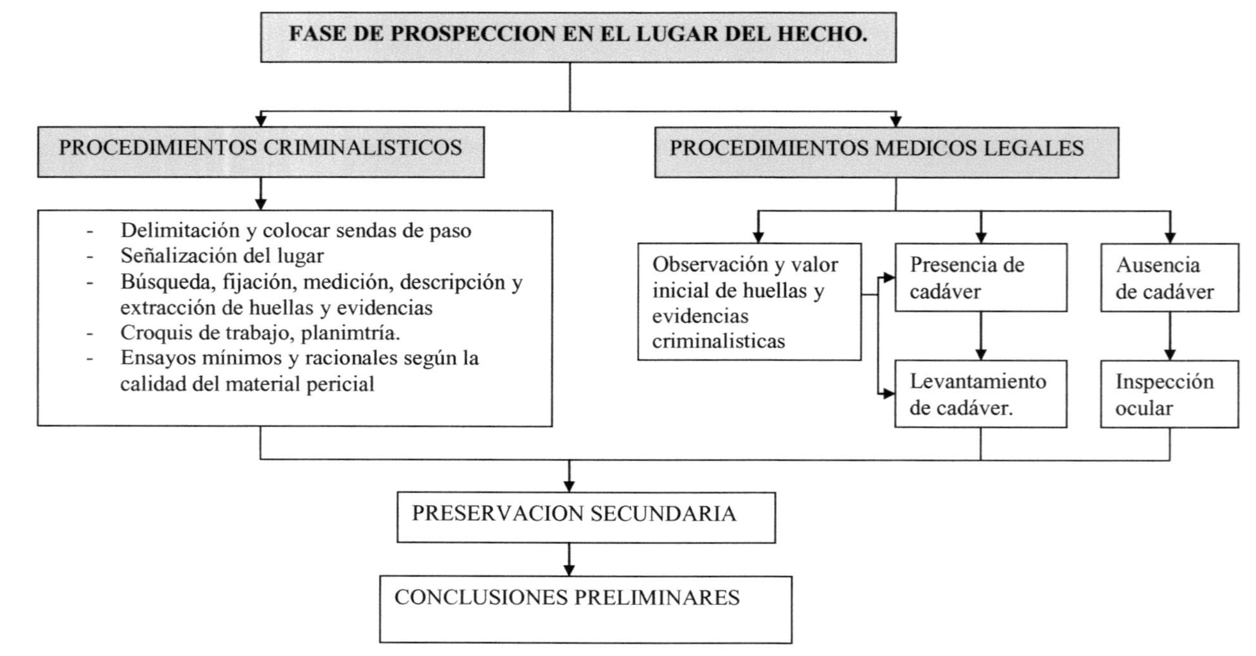
FASE DE PROSPECCION EN EL LUGAR DEL HECHO.
PROCEDIMIENTOS CRIMINALISTICOS
PROCEDIMIENTOS MEDICOS LEGALES
- Delimitación y colocar sendas de paso
- Señalización del lugar
- Búsqueda, fijación, medición, descripción y extracción de huellas y evidencias
- Croquis de trabajo, planimtría.
- Ensayos mínimos y racionales según la calidad del material pericial
Observación y valor inicial de huellas y evidencias criminalisticas
Presencia de cadáver
Ausencia de cadáver
Levantamiento de cadáver.
Inspección ocular
PRESERVACION SECUNDARIA
CONCLUSIONES PRELIMINARES

Anexo 13. Esquema de la operacionalización de los elementos esenciales de la investigación en funciones del procedimiento.

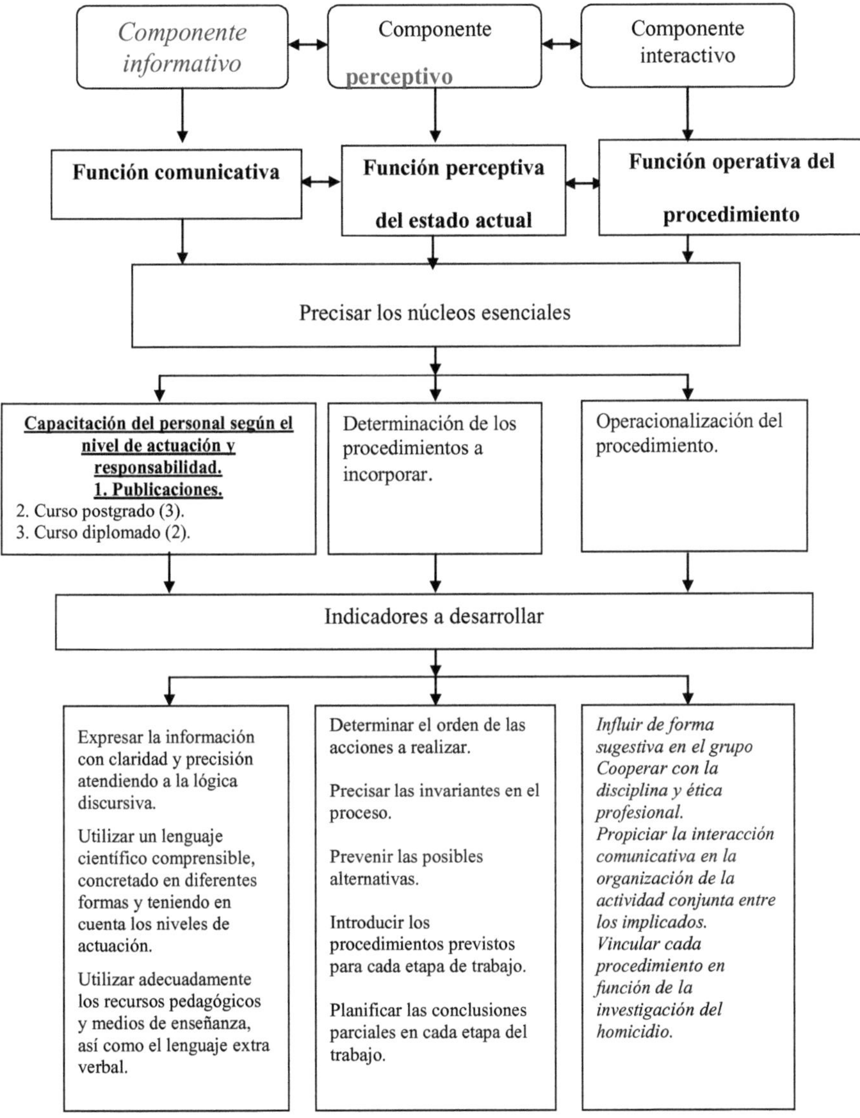

CARACTERISTICAS ABREVIADAS DE LOS EXPERTOS.

No.	Grado académico o científico	Categoría docente	Años de experiencia	Coeficiente K
1	Doctor	Titular	38	0,90
2	Doctor	Titular	29	0,83
3	Doctor	Titular	35	0,83
4	Doctor	Asistente	20	0,75
5	Master	Asistente	10	0,88
6	Master	Auxiliar	29	0,85
7	Master	Asistente	22	0,78
8	Doctor	Titular	20	0,90
9	Master	Auxiliar	34	0,83
10	Master	Auxiliar	30	0,88
11	Master	Auxiliar	25	0,83
12	Master	Auxiliar	35	0,83
13	Master	Auxiliar	25	0,83
14	Master	Auxiliar	25	0,90
15	Doctora	Titular	30	0,88
16	--	Titular	26	0,95
17	Master	Asistente	15	0,83
18	Master	Auxiliar	24	0,75

Anexo 15. Criterio de expertos

COMPAÑERO O COMPAÑERA:
Quisiéramos conocer su criterio sobre la propuesta de un procedimiento pericial para las investigaciones del homicidio intencional en el contexto cubano.

Gracias anticipadas por su cooperación.
DATOS GENERALES

Nombres y apellidos: ____
Institución: ____

Títulación técnica o profesional: ______________________________

Años de experticia e institución que lo avala: ___________________

Otros avales: ____

Categoría docente y año de obtención:___________________________
Categoría científica y año de obtención:__________________________
Ocupación: directivo __ funcionario __ especialista __ técnico __ jubilado __ ¿Pertenece o ha pertenecido a alguna Comisión de expertos? Sí___ No___
¿A cuál?____

Marque con X si su criterio coincide con las afirmaciones que se presentan en la siguiente tabla y fundamente si está muy adecuado, bastante adecuado, adecuado, poco adecuado, no adecuado.

1. Como evalúa la competencia y calidad de los procedimientos periciales que se proponen desde la perspectiva pericial

__Muy adecuado __Bastante adecuado __Adecuado __Poco adecuado __ No adecuado

2. Cómo valora el análisis de las etapas de trabajo en el procedimiento en relación a las investigaciones del hecho desde sus momentos iniciales?

__Muy adecuado __Bastante adecuado __Adecuado __Poco adecuado __ No adecuado

3. El procedimiento pericial favorece el desarrollo de las actuales investigaciones del homicidio intencional que se involucran como complemento de su especialidad

__Muy adecuado __Bastante adecuado __Adecuado __Poco adecuado __ No adecuado

4. Considera usted que el procedimiento pericial es aplicable y da salida a otras formas de investigación criminal modificando los estándares de trabajo médico legales actuales

__Muy adecuado __Bastante adecuado __Adecuado __Poco adecuado __ No adecuado

5. Cómo valora la aplicación del procedimiento pericial propuesto

__Muy adecuado __Bastante adecuado __Adecuado __Poco adecuado __ No adecuado

6. Considera usted la propuesta como un aporte a las investigaciones criminales actuales en el contexto cubano

__Muy adecuado __Bastante adecuado __Adecuado __Poco adecuado __ No adecuado

7. Como considera usted se relacionan los procedimientos periciales criminalísticos y médico legales en la investigación

__Muy adecuado __Bastante adecuado __Adecuado __Poco adecuado __ No adecuado

8. La interrelación de procedimientos criminalísticos y medico legal en su futura actuación especializada le asegura una positiva influencia a las investigaciones criminales.
__Muy adecuado __Bastante adecuado __Adecuado __Poco adecuado __ No adecuado

9. La calidad de un profesional integral requiere la integración de su competencia en una adecuada y coherente interrelación con los procedimientos periciales de la investigación.
__Muy adecuado __Bastante adecuado __Adecuado __Poco adecuado __ No adecuado

Anexo 15.1 Resultado del método DELPHI

Tabla 1.

Indicadores	MATRIZ DE FRECUENCIAS ABSOLUTAS				
	MA	BA	A	PA	TOTAL
P1	6	4	2	2	14
P2	5	4	3	2	14
P3	6	4	3	1	14
P4	6	5	3	0	14
P5	7	4	0	3	14
P6	5	4	3	2	14
P7	4	4	4	3	14
P8	5	4	3	2	14
P9	6	3	3	2	14

Tabla 2.

Indicadores	MATRIZ DE FRECUENCIAS ACUMULADAS			
	MA	BA	A	PA
P1	6	10	12	14
P2	5	9	12	14
P3	6	10	13	14
P4	6	11	14	14
P5	7	11	11	14
P6	5	9	12	14
P7	4	8	12	15
P8	5	9	12	14
P9	6	9	12	14

Tabla 3.

Indicadores	MATRIZ DE FRECUENCIAS RELATIVAS			
	MA	BA	A	PA
P1	0,4286	0,7143	0,8571	1
P2	0,3571	0,6429	0,8571	1
P3	0,4286	0,7143	0,9286	1
P4	0,4286	0,7857	1,0000	1
P5	0,5000	0,7857	0,7857	1
P6	0,3571	0,6429	0,8571	1
P7	0,2857	0,5714	0,8571	1
P8	0,3571	0,6429	0,8571	1
P9	0,4286	0,6429	0,8571	1

Tabla 4.

Indicadores	MATRIZ DE ABSCISAS			
	MA	BA	A	PA
P1	-0,18	0,57	1,07	3,49
P2	-0,37	0,37	1,07	3,49
P3	-0,18	0,57	1,47	3,49
P4	-0,18	0,79	3,49	3,49
P5	0,00	0,79	0,79	3,49
P6	-0,37	0,37	1,07	3,49
P7	-0,57	0,18	1,07	3,49
P8	-0,37	0,37	1,07	3,49
P9	-0,18	0,37	1,07	3,49

Tabla 5.

Indicadores	MATRIZ DE ABSCISAS Y CORTES				PROMEDIO	Ss - PROM
	C1	C2	C3	SUMA		
P1	-0,18	0,57	1,07	1,45	0,48	13,65
P2	-0,37	0,37	1,07	1,07	0,36	13,77
P3	-0,18	0,57	1,47	1,85	0,62	13,51
P4	-0,18	0,79	3,49	4,10	1,37	12,76
P5	0,00	0,79	0,79	1,58	0,53	13,60
P6	-0,37	0,37	1,07	1,07	0,36	13,77
P7	-0,57	0,18	1,07	0,68	0,23	13,90
P8	-0,37	0,37	1,07	1,07	0,36	13,77
P9	-0,18	0,37	1,07	1,25	0,42	13,71
CORTES	-2,38	4,36	12,15	14,13	4,71	

PROCESAMIENTO DE DATOS POR CRITERIO DELPHI

Los datos se disponen de mayor a menor según respuestas MA (5), BA (4), a (3), PA (2) Y A (1).

La tabla 1 solo contiene frecuencias absolutas.

La tabla 2 responde a las formas acumuladas de estas de modo que se agrupan "criterios" desde lo superior hasta lo inferior.

La tabla 3 establece la proporción (probabilidad) de cada celda para cada indicador al dividirse la frecuencia entre el total de expertos consultados.

La tabla 4 busca mediante la inversa de la distribución normal los valores de abscisas (eje x) de los datos agregados en acumulación.

La tabla 5 hace el proceso operatorio, suma cada columna a partir de la 4 para obtener los puntos de cortes, las filas se suman y se promedian a la vez que se suman los valores de las sumas (Ss) y a partir de ella, tomándola como minuendo se obtienen los promedios dados por los expertos a cada indicador medido.

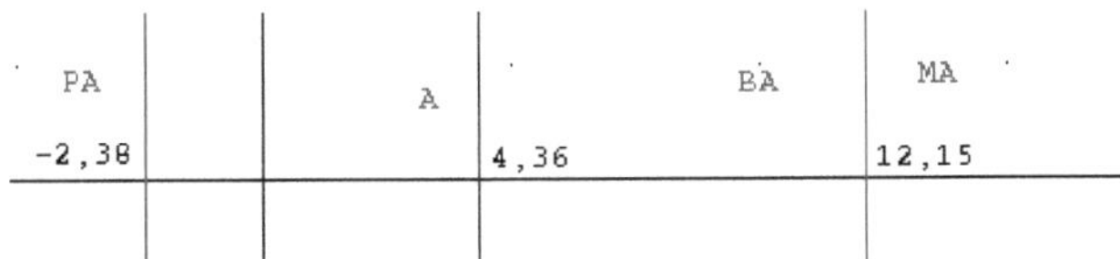

Como todos los promedios filas superan el valor de 12,15 se concluye que los criterios de los expertos son coincidentes como muy adecuado.

Anexo 14. Determinación de los expertos

Toda vez que se ha ampliado el perfil del objeto de trabajo de Medicina Legal en las investigaciones criminalisticas de los delitos, sobre todo, en el homicidio intencional, es necesario perfeccionar las investigaciones desde el punto de vista pericial, sobre todo en la aplicación de metodologías de trabajo en función del esclarecimiento del delitos y el perfeccionamiento de los métodos existentes con vista al mejoramiento de la calidad de los procesos judiciales, como fin de los procesos. En tal sentido, ofrecemos un procedimiento pericial integral para las investigaciones del homicidio intencional según nuestro contexto. Necesitamos que la propuesta sea valorada por expertos, por lo que recurrimos a usted para solicitar su cooperación.

De antemano,

Gracias

DATOS GENERALES DEL ENCUESTADO:

Nombre y apellidos:

Centro y Dpto. donde labora actualmente:

Categoría científica:

Categoría docente:

Años de trabajo en el perfil:

AUTOVALORACIÓN (según su perfil).

1. Marque con una cruz (X) el valor que corresponde al grado de dominio que usted posee sobre las investigaciones criminales, periciales(el valor 0 indica absoluto desconocimiento de la problemática que se evalúa y 10 el dominio máximo)

___	___	___	___	___	___	___	___	___	___	___
0	1	2	3	4	5	6	7	8	9	10

2. Evalúe la influencia de las siguientes fuentes de argumentación en los criterios emitidos por usted.

Fuentes de argumentación	Grado de influencia		
	Alto	Medio	Bajo
1. Investigaciones y publicaciones relacionadas con el tema			
2. Experiencia en la impartición de asignaturas, temas			
3. Análisis de la literatura especializada y publicaciones nacionales.			
4. Análisis de la literatura especializada y publicaciones internacionales.			
5. Conocimiento del estado actual de la problemática en el país y en el extranjero.			
6. Conocimiento sobre teoría y la práctica pericial o investigativa.			
7. Participación en eventos nacionales e internacionales.			
8. Intuición			

	Indicadores para determinar:		
	Alto	Medio	Bajo
1. Investigaciones y publicaciones relacionadas con el tema	Realización en los últimos cinco años	Realización en los últimos diez años	Realización hace más de diez años
2. Experiencia en la impartición de asignaturas, temas.	Impartición de tres o más asignaturas en los últimos cinco años	Impartición de dos o más asignaturas	Impartición de alguna asignatura
3. Análisis de la literatura especializada y publicaciones nacionales.	Realización de análisis de diferentes tipos de publicaciones en los últimos cinco años	Realización de análisis de diferentes tipos de publicaciones en los últimos diez años	Realización de análisis de algún tipo de publicación hace más de diez años
4. Análisis de la literatura especializada y publicaciones internacionales.	Realización de análisis de diferentes tipos de publicaciones en los últimos cinco años	Realización de análisis de diferentes tipos de publicaciones en los últimos diez años	Realización de análisis de algún tipo de publicación hace más de diez años
5. Conocimiento del estado actual de la problemática en el país y en el extranjero	Amplia consulta de fuentes o participación en sesiones científicas o metodológicas	Consulta de fuentes o participación en sesiones científicas o metodológicas	Escasa consulta de fuentes o participación en sesiones científicas o metodológicas
6. Conocimiento sobre teoría y la práctica pericial o investigativa.	Amplia consulta de fuentes y participación en la elaboración de metodologías	Consulta de fuentes y participación en la elaboración de metodologías	Participación en la elaboración de metodologías.
7. Participación en eventos nacionales e internacionales.	Amplia participación en eventos nacionales e internacionales.	Participación en eventos nacionales e internacionales.	Escasa participación en eventos nacionales e internacionales.
8. Intuición	Percepción de la relación entre las investigaciones periciales y las investigaciones del homicidio intencional que permite una amplia proyección y previsión de lo que debe suceder con la propuesta	Percepción de la relación entre las investigaciones periciales y las investigaciones del homicidio intencional que permite una amplia proyección y previsión de lo que debe suceder con la propuesta	Escasa percepción de la relación entre las investigaciones periciales y las investigaciones del homicidio intencional que permite una amplia proyección y previsión de lo que debe suceder con la propuesta

Marque con una cruz (X), en la tabla siguiente, el valor que se corresponda con el grado de conocimientos que usted posee sobre el tema de calidad territorial en el sistema social cubano.
Considere que la escala que le presentamos es ascendente, es decir, 10 expresa el máximo grado de conocimiento sobre el tema.

	Grado de conocimiento que usted posee acerca de:	0	1	2	3	4	5	6	7	8	9	10
1	Información preeliminar											
2	Preservación del lugar del hecho											
3	Inspección del lugar del hecho.											
4	Aplicación de la fotografía y el video para las investigaciones del homicidio intencional.											
5	Perfilación Criminal.											
6	Los principales aportes de los procedimientos periciales y aplicación de la táctica y técnica en las investigaciones del homicidio intencional.											
7	Principios que rigen la investigación pericial.											
8	Formación técnica y teórica y práctica de casos de homicidio intencional.											
9	Marco legal de la calidad, coherencia y trazabilidad											
10	La planificación estratégica en nuestro contexto											

Anexo 14.1 RESULTADO DE LA SELECCIÓN DE EXPERTOS.

Criterios a evaluar	Grados de influencia de cada una de las fuentes en su conocimiento y criterios:		
	ALTA	MEDIA	BAJA
1. Análisis teórico por usted realizado	0.3	0.2	0.1
2. Experiencia adquirida en el campo de aplicación de los procedimientos periciales en investigaciones de homicidio intencional en el contexto cubano.	0.5	0.4	0.3
3. Trabajos sobre la temática y aplicación práctica para las investigaciones del homicidio intencional.	0.05	0.04	0.03
4. Conocimiento propio sobre el estado de de los procedimientos periciales en el contexto cubano	0.05	0.04	0.03
5. Intuición.	0.05	0.04	0.03

P1 : Número de expertos.
C1. Análisis teórico por usted realizado.
C2. Experiencia adquirida en el campo de aplicación de los procedimientos periciales en investigaciones de homicidio intencional en el contexto cubano.
C3. Trabajos sobre la temática y aplicación práctica para la investigaciones del homicidio intencional.
C4. Conocimiento propio sobre el estado de de los procedimientos periciales en el contexto cubano.
C5. Intuición.
Grados de influencia de cada una de las fuentes en su conocimiento y criterios: Alta Media Baja

Experto	C1	C2	C3	C4	C5	Total
P1	0.3	0.5	0.5	0.5	0.5	0.46
P2	0.2	0.5	0,4	0.5	0.5	0.44
P3	0.2	0.5	0.5	0.4	0.4	0.40
P4	0.3	0.3	0.4	0.5	0.4	0.38
P5	0,3	0.4	0.4	0.5	0.5	0.42
P6	0.3	0.5	0.4	0.5	0.5	0.44
P7	0.2	0.5	0.5	0.4	0.5	0.44
P8	0.2	0.5	0.5	0.5	0.5	0.44
P9	0.3	0.5	0.5	0.4	0.5	0.44
P10	0.3	0.5	0.5	0.5	0.5	0.44
P11	0.2	0.5	0.4	0.5	0.5	0.44
P12	0.2	0.5	0.4	0.5	0.5	0.44
P13	0.3	0.5	0.5	0.5	0.5	0.46
P14	0.2	0.5	0.5	0.5	0.5	0.44

AUTOEVALUACIÓN. (según el perfil).

Tabla 1patrón.

Fuentes de argumentación	Grado de influencia		
	Alto	Medio	Bajo
9. Investigaciones y aplicación de la temática en la práctica relacionadas con el tema	20	16	10
10. Experiencia en el tema.	20	16	10
11. Análisis de la literatura especializada y publicaciones nacionales.	10	8	4
12. Análisis de la literatura especializada y publicaciones internacionales.	5	4	2
13. Conocimiento del estado actual de la problemática en el país y en el extranjero.	15	12	9
14. Conocimiento sobre teoría de práctica pericial o investigativa.	15	12	9
15. Participación en eventos nacionales e internacionales.	5	4	2
16. Intuición	10	8	4
17. Suma de valores asignados a las fuentes	100	80	50

Tabla 2 Datos sobre los expertos

Experto	GCI	F1	F2	F3	F4	F5	F6
1	8	1	1	1	1	1	1
2	9	1	1	1	1	1	1
3	9	1	1	1	1	1	1
4	7	2	3	2	2	2	1
5	8	2	1	1	1	1	1
6	10	1	1	1	1	1	1
7	10	1	1	1	1	1	1
8	9	1	1	2	2	2	2
9	9	1	1	1	1	1	1
10	8	1	1	1	1	1	1
11	7	1	1	1	2	1	1
12	8	1	1	1	1	1	1
13	8	1	1	1	2	1	1
14	9	1	1	1	1	1	2

Tabla 3 Cálculos sobre las competencias de los expertos.

Experto.	Kc	Ka	K	Competencia.	F1	F2	F3	F4	F5	F6
1	0,8	1	0,9	Alta	0,2	0,4	0,05	0,05	0,2	0,1
2	0,9	1	0,95	Alta	0,2	0,4	0,05	0,05	0,2	0,1
3	0,9	1	0,95	Alta	0,2	0,4	0,05	0,05	0,2	0,1
4	0,7	0,7	0,7	Media	0,16	0,2	0,04	0,04	0,16	0,1
5	0,8	0,96	0,88	Alta	0,16	0,4	0,05	0,05	0,2	0,1
6	1	1	1	Alta	0,2	0,4	0,05	0,05	0,2	0,1
7	1	1	1	Alta	0,2	0,4	0,05	0,05	0,2	0,1
8	0,9	0,92	0,91	Alta	0,2	0,4	0,04	0,04	0,16	0,08
9	0,9	1	0,95	Alta	0,2	0,4	0,05	0,05	0,2	0,1
10	0,8	1	0,9	Alta	0,2	0,4	0,05	0,05	0,2	0,1
11	0,7	0,99	0,845	Alta	0,2	0,4	0,05	0,04	0,2	0,1
12	0,8	1	0,9	Alta	0,2	0,4	0,05	0,05	0,2	0,1
13	0,8	0,99	0,895	Alta	0,2	0,4	0,05	0,04	0,2	0,1
14	0,9	0,98	0,94	Alta	0,2	0,4	0,05	0,05	0,2	0,08

Tabla 4 Datos de las valoraciones de los expertos

	Cantidad de expertos:		14				
	Cantidad de pasos:		9				
	Número de categorías:		5				
PASOS	MUY ADECUADO	BASTANTE ADECUADO	ADECUADO	POCO ADECUADO	NO ADECUADO	TOTAL	
P1	7	4	3	0	0	14	OK
P2	8	4	2	0	0	14	OK
P3	9	3	2	0	0	14	OK
P4	9	4	1	0	0	14	OK
P5	10	2	1	1	0	14	OK
P6	9	4	1	0	0	14	OK
P7	8	3	3	0	0	14	OK
P8	11	1	2	0	0	14	OK
P9	9	1	2	1	0	14	OK

Anexo 16. Evaluación del entrenamiento y estrategia capacitante. Basado en la teoría de Kirkpatrick.

Para evaluar la aceptación de la estrategia capacitante y el entrenamiento de los implicados en la investigación se tuvieron en cuenta los cuatro niveles de la teoría:

1. Nivel de reacción: los participantes manifestaron su satisfacción con los cursos de capacitación, postgrado y diplomado impartidos según los niveles de actuación previstos en la metodología de trabajo y que fueron aplicados con las modificaciones diseñadas para la investigación, los contenidos fueron previamente diseñados con actualización de la información científica, los profesores fueron seleccionados por su antigüedad, experiencia en la temática específica de investigación criminal y metodología de la investigación, y por los resultados alcanzados en el ejercicio de su profesión tanto en el nivel teórico como en el práctico. Se invitaron profesores de especialidades con perfiles a fines cuya metodología de trabajo se vinculan a las Ciencias Forenses.
2. Nivel de aprendizaje: el nivel de asimilación de los contenidos impartidos tanto en actualización como en la adquisición de nuevos temas fue positivo, las evaluaciones periódicas y las dinámicas de trabajo en los diferentes escenarios de actuación, se indicaron revisiones bibliográficas de temas de interés y fueron revisados por los especialistas de cada rama involucrada en la investigación
3. Nivel de efectividad (transferencia de aprendizaje): Teniendo en cuenta la selección de los participantes en el entrenamiento y en la estrategia capacitante podemos observar que lo aprendido tiene todas las posibilidades de aplicación en el perfil según el nivel de actuación, además les brindó la posibilidad de aplicar los conocimientos adquiridos y capacitarse posteriormente en otros temas de interés que hace más efectivo su trabajo.
4. Nivel de impacto: se constató una mejora constante en los procesos de trabajo durante el enfrentamiento e investigaciones en los casos trabajados posteriormente a la impartición del entrenamiento, se aplicaron con la profesionalidad requerida las actuaciones en los procesos, fue palpable la asimilación de la necesidad de actualización constante y el interés por la realización de trabajos científicos y realización de secciones de trabajo para evaluar el desempeño de cada caso.

Esquema resumen del modelo de Kirkpatrick, complementado con los recursos de evaluación:

Nombre y Apellidos:

Años de experiencia______

Especialidad:

Tipo de curso: Capacitación__ Postgrado__ Diplomado__

Juez __ Fiscal __ P. Criminalístico __ Instructor __ Oficiales PTI __

Nivel	Aspectos a medir	Evaluación antes	Evaluación después
Nivel de reacción	Criterios de la capacitación y el entrenamiento.	A _ B 41 C 25	A 65 B C_
	Criterios del diseño de la estrategia y el entrenamiento.	A 34 B 20 C 11	A 57 B 8 C_
Nivel de aprendizaje	Opinión del aprendizaje	A 11 B 45 C 9	A 65 B_ C_
	Nivel de actualización	A 8 B 13 C 45	A 65 B_ C_
Nivel de efectividad o transferencia del aprendizaje	Aplicación de los conocimientos en su perfil de actuación.	A 7 B 9 C 49	A 65 B_ C_
	Interés por otros temas de capacitación	A 29 B 36 C_	A 65 B_ C_
Nivel de impacto	Interés de actuación de temas	A 56 B 9 C_	A 65 B_ C_
	Oportunidad de mejora en		

	el trabajo investigativo	A 61 B 5 C_	A 65 B_ C_
	Pertinencia	A 52 B 14 C_	A 65 B_ C_

Escala de evaluación: A, obtiene valor de 5; B, obtiene valor 3; C, obtiene valor de 3,5 puntos.

Premisas metodológicas:

La propuesta que ofrecemos se fundamenta en las siguientes premisas metodológicas:

• La efectividad del entrenamiento impartido está asociado directamente a la aplicación de los conocimientos recibidos y de las habilidades/destrezas desarrolladas, concretamente o de manera específica en el trabajo o medio laboral.

• Aplicación equivale a desempeño; por lo tanto, la medición debe fundamentarse en indicadores de "desempeño de entrada" y "desempeño de salida", específicamente vinculados con el contenido del curso o actividad de entrenamiento.

• La evaluación de efectividad del entrenamiento impartido es específica; o sea, se requiere contar con información, en términos de ítems de medición, que correspondan al contenido particular de cada entrenamiento o estrategia.

RESULTADO DEL INSTRUMENTO DE EVALUACIÓN.

Especialidad Jueces: 8 Fiscales: 12 Peritos criminalísticos: 14 Instructores: 23
Oficiales del Dpto. Técnico de Investigaciones: 8
Total: 65.

Anexo 17. Guía para la evaluación cualitativa de la función calidad del procedimiento en las investigaciones del homicidio intencional.

Competencia y calidad de los procedimientos periciales que se proponen desde la perspectiva pericial

Objetivo: A través de las actividades prácticas de las especialidades evaluar las capacidades de los actores (peritos, investigadores, jueces, fiscales e instructores penales) para el trabajo con la información relacionada con los temas que se relacionan con el tema de la investigación.
Evaluaciones:

- De las capacidades de desarrollar habilidades y hábitos en la búsqueda en fuentes confiables de información científico.
- De las capacidades de organización y asimilación de la información científica necesaria para resolver las situaciones problémicas,

- De las capacidades de convertir mediante el aprendizaje productivo esas informaciones en conocimientos actualizados.

Análisis de las etapas de trabajo en el procedimiento en relación a las investigaciones del hecho desde sus momentos iniciales

Objetivo: Evaluar el dominio de tales sistemas desde los momentos en que se conoce el hecho y las acciones a realizar para iniciar la investigación pericial.
Evaluaciones:

- De las capacidades de desarrollar habilidades y hábitos en dominar los elementos teóricos y prácticos que sirven de base para la búsqueda de las soluciones a las situaciones problémicas; que se presentan al inicio de la investigación la pérdida de elementos importantes que no se recuperan después por la inobservancia o superficialidad en tomar la información.
- De las capacidades de utilizar a los designados para acudir a las primeras acciones al lugar del hecho y tomar nota a través de una lista de chequeo.
- De las capacidades de comprensión de las aplicaciones de las estrategias de trabajo estudiados en los cursos de la estrategia capacitante y de las innovaciones a que esto ha dado lugar.
- De las capacidades de aprender de los procedimientos diseñados y realizados en los escenarios de acción, con la comprensión de las limitaciones de los modelos mas recientes al tratar de explicar la realidad de las ciencias e investigaciones en nuestro contexto y de las relaciones entre la realidad y las teorías.

Si el procedimiento pericial favorece el desarrollo de las actuales investigaciones del homicidio intencional que se involucran como complemento de su especialidad

Objetivo: Evaluar las capacidades de los peritos legistas de construir hipótesis de trabajo para resolver las situaciones problémicas y de pequeños protocolos para diseñar en la práctica real que se realiza.
Evaluaciones:

- De las capacidades de construir hipótesis de trabajo con el análisis de las dependencias entre las magnitudes involucradas en la descripción de un problema y las tendencias de resolución.
- De las capacidades de construir pequeños protocolos integrales para la realización en la práctica real.
- De las capacidades de sustentar sus soluciones desde el punto de vista teórico y práctico las primeras interrogantes que surgen de los hechos que se investigan.

Consideración acerca de la aplicabilidad del procedimiento y si da salida a otras formas de investigación criminal modificando los estándares de trabajo médico legal actuales

Objetivo: Evaluar las capacidades para proponer soluciones de problemas prácticos que se presentan a los médicos legistas cuando se precisa de conocimientos elementales de otras Ciencias para emitir criterios oportunos y eficaces en los casos.
Evaluaciones:

- De la capacidad de conocimiento de la Ciencia Criminalística, de Psicología Forense, de Criminología de los legistas para la elevar el nivel de resolutividad en las investigaciones periciales.
- De la capacidad de aplicación de técnicas periciales.

- De la capacidad de proponer alternativas en la investigación a punto de partida de los resultados obtenidos en las pericias realizadas.

Aplicación del procedimiento pericial propuesto

Objetivos: Evaluar las capacidades de reelaboración de las situaciones problémicas, la contextualización de las acciones por las diferentes etapas que cursa la investigación del homicidio intencional.

- De las capacidades de elaboración y reelaboración de las situaciones problémicas, las investigaciones que en las diferentes etapas de prospección se van realizando a partir del éxito de la resolución de las iniciales.
- De las capacidades de búsqueda de nuevas y más complejas situaciones problémicas a partir del éxito de la resolución de las planteadas inicialmente. Y de buscar las nuevas soluciones dependiendo de las características del caso.

Consideración acerca de la propuesta como un aporte a las investigaciones criminales actuales en el contexto cubano

Objetivo: Evaluar los conocimientos, hábitos y habilidades a través del trabajo durante las diferentes etapas de la investigación desde la perspectiva de las actuaciones.

Evaluaciones:

- De la capacidad de autoevaluar los peritos su participación en las pericias realizadas, los experimentos, reconstrucciones y las consultas realizadas a otros especialistas para auxiliarse y hacer más eficaz su trabajo según las condiciones actuales.
- De las capacidades de autoevaluar los peritos sus resultados posterior a la conclusión del expediente penal y arbitrar el trabajo forense como retroalimentación.

Forma de relación entre los procedimientos periciales criminalísticos y médico legales en la investigación

Objetivo: Evaluar la relación de los procedimientos médico legales y criminalísticos durante la investigación en función del resultado y el impacto en la investigación criminal.

Evaluaciones:

- De las capacidades de colaboración de los peritos con la concepción integradora y de equipo ante la tareas propuestas a resolver.
- De las capacidades de participar en las actividades con el grupo en las distintas actividades que se realizan posteriores al trabajo pericial.

Interrelación de procedimientos criminalísticos y medico legales y si en su futura actuación especializada le asegura una positiva influencia a las investigaciones criminales.

Objetivo: Evaluar la correspondencia de los resultados de las pericias forenses realizadas y su aplicación y utilidad en función de la investigación criminal.

Evaluación:

- De la capacidad del sentido de pertenencia de los peritos con la investigación.
- De la capacidad de sensibilización de los peritos con la correspondencia de los resultados de las pericias y lo demostrado del hecho.

Calidad de un profesional integral que requiere la integración de sus competencias en una adecuada y coherente interrelación con los procedimientos periciales de la investigación.

Objetivo: Evaluar la pertinencia de los diseños curriculares y la complejidad de las situaciones problémicas actuales

- De las capacidades de modificar los diseños curriculares de los programas de especialización en las especialidades y ciencias que se involucran en la investigación criminal.

- De las capacidades de cohesionar el trabajo forense en función de las investigaciones criminales.

Con estas guías se realizaron las siguientes observaciones por categorías:

Evaluación de la capacidad de los actores de acudir a fuentes diferentes de información relacionada con las especialidades y arribar a conclusiones propias
Los investigadores y peritos desarrollan habilidades y hábitos en la búsqueda de fuentes confiables de información científico técnica de forma:
(84) Muy eficaz (7) Bastante eficaz (5) Eficaz (3) Poco eficaz (1) Ineficaz
Los actores organizan y asimilan la información científico técnica necesaria para resolver las situaciones problémicas en la teoría y la práctica.
(85) Muy eficaz (11) Bastante eficaz (2) Eficaz (1) Poco eficaz (1) Ineficaz
Los actores convierten, mediante el aprendizaje productivo, estas informaciones en conocimientos en forma:
(86) Muy eficaz (9) Bastante eficaz (3) Eficaz (1) Poco eficaz (1) Ineficaz
Evaluación del indicador 1
(85) Excelente (9) Muy bien (3,3) Bien (1,7) Regular (1) Mal
La evaluación de este indicador es: muy bien

Evaluación del dominio de los sistemas de conceptos, principios y leyes de los principales núcleos teóricos que desde la perspectiva pericial intervienen en la investigación criminal.
Los peritos e investigadores desarrollan habilidades y hábitos en dominar los elementos teóricos prácticos que sirven de base para la búsqueda de las soluciones a las situaciones problémicas, estrategias capacitantes; con la obtención de soluciones alternativas y con el arribo a conclusiones significativas de forma:
(85) Muy eficaz (11) Bastante eficaz (2) Eficaz (1) Poco eficaz (1) Ineficaz
Los peritos e investigadores utilizan otros conocimientos, particularmente los de Criminología, Psicología Forense, para aprender productivamente los contenidos de las Ciencias Forenses:
(82) Muy eficaz (11) Bastante eficaz (4) Eficaz (2) Poco eficaz (1) Ineficaz
Los peritos comprenden las aplicaciones de los avances científicos, desde la aplicación de la técnica, así como de la táctica y metodología en los conocimientos adquiridos en las estrategias capacitante, esto ha dado lugar de forma:
(88) Muy adecuada (5) Bastante adecuada (4) Adecuada (2) Poco adecuada (1) Inadecuada
Evaluación del indicador 2
(85) Excelente (9) Muy bien (3,3) Bien (2) Regular (1) Mal
La evaluación de este indicador es: muy bien

Evaluación de las capacidades de construcción de hipótesis de trabajo
Los actores construyen hipótesis de trabajo con el análisis de las dependencias entre las magnitudes involucradas en la descripción de los fenómenos y las circunstancias de las investigaciones de forma:
(87) Muy eficaz (7) Bastante eficaz (3) Eficaz (2) Poco eficaz (1) Ineficaz
Los peritos construyen pequeños protocolos para la realización de las prácticas de laboratorio de forma:
(81) Muy eficaz (8) Bastante eficaz (5) Eficaz (4) Poco eficaz (2) Ineficaz

Evaluación del indicador 3
(84) Excelente (7,5) Muy bien (4) Bien (3) Regular (1,5) Mal
La evaluación de este indicador es: muy bien

Evaluación de las capacidades de resolución y sustentación de problemas
Los actores desarrollan habilidades y hábitos en la búsqueda de las soluciones a las situaciones problémicas, con la obtención de soluciones alternativas y con el arribo a conclusiones significativas de forma:
(88) Muy eficaz (6) Bastante eficaz (3) Eficaz (2) Poco eficaz (1) Ineficaz
Los peritos e investigadores sustentan sus soluciones desde el punto de vista teórico práctico de forma:
(81) Muy eficaz (8) Bastante eficaz (5) Eficaz (4) Poco eficaz (2) Ineficaz
Los peritos utilizan distintas herramientas, alternativas o no específicas entre ellas la computación en la búsqueda de esas soluciones en forma:
(75) Muy eficaz (9) Bastante eficaz (7) Eficaz (6) Poco eficaz (3) Ineficaz
Los peritos utilizan los vínculos entre la teoría y la práctica de forma:
(76) Muy adecuada (11) Bastante adecuada (7) Adecuada (4) Poco adecuada (2) Inadecuada
Evaluación del indicador 4
(80) Excelente (8,5) Muy bien (5,5) Bien (4) Regular (2) Mal
La evaluación de este indicador es: muy bien

Evaluación de las capacidades de proponer soluciones alternativas viables a los problemas teórico prácticos..
Los peritos son capaces de proponer soluciones alternativas viables de las situaciones problémicas de forma:
(69) Muy eficaz (11) Bastante eficaz (9) Eficaz (7) Poco eficaz (4) Ineficaz
Los actores son capaces de proponer soluciones viables a las tareas de la investigación de forma:
(66) Muy eficaz (12) Bastante eficaz (10) Eficaz (8) Poco eficaz (4) Ineficaz
Evaluación del indicador 5
(67,5) Excelente (11,5) Muy bien (10) Bien (8,3) Regular (4,7) Mal
La evaluación de este indicador es: bien

Evaluación de las capacidades de reelaborar y construir nuevos problemas
Los peritos reelaboran las situaciones problémicas, simulan situaciones similares a partir del éxito de la resolución de las iniciales, y buscan las nuevas soluciones de forma:
(85) Muy eficaz (7) Bastante eficaz (4) Eficaz (3) Poco eficaz (1) Ineficaz
Evaluación del indicador 6
(85) Excelente (7) Muy bien (5,5) Bien (3) Regular (1) Mal
La evaluación de este indicador es: muy bien

Evaluación de las capacidades de los estudiantes de autoevaluar su aprendizaje productivo
Los actores autoevalúan su participación en las estrategias capacitantes en conferencias, clases prácticas, su aprendizaje productivo y el desarrollo de conocimientos, hábitos y habilidades en forma:
(89) Muy adecuada (6) Bastante adecuada (3) Adecuada (1) Poco adecuada (1) Inadecuada
Los peritos e investigadores participan en autoevaluaciones conjuntas de las investigaciones de los casos resueltos ejecutada en forma:
(89) Muy adecuada (6) Bastante adecuada (2) Adecuada (2) Poco adecuada (1) Inadecuada
Evaluación del indicador 7
(89) Excelente (6) Muy bien (2,5) Bien (1,5) Regular (1) Mal
La evaluación de este indicador es: es muy bien

Evaluación de la participación activa de los estudiantes en el proceso de EA
Los investigadores y peritos colaboran en equipo ante las tareas a resolver de forma:

(85) Muy eficaz (8) Bastante eficaz (4) Eficaz (2) Poco eficaz (1) Ineficaz
Los actores proponen modificaciones a la estrategia de trabajo, convenios establecidos y aplicados, de estructura de las Ciencias Forenses en forma:
(82) Muy eficaz (9) Bastante eficaz (6) Eficaz (2) Poco eficaz (1) Ineficaz
Evaluación del indicador 8
(82,7) Excelente (8,5) Muy bien (5) Bien (2) Regular (1) Mal
La evaluación de este indicador es: muy bien
En total se puede asegurar que existe una investigación criminal con calidad con estrategias de aprendizaje que ha posibilitado un aprendizaje productivo con unos indicadores cuya evaluación conjunta es:
(82,2) Excelente (8,2) Muy bien (4,2) Bien (2,7) Regular (1,3) Mal
Y que la aplicación del procedimiento pericial potencia la investigación criminal en todas sus dimensiones y es aplicable a otras formas de investigación de hechos graves, proporcionando eficacia a los procesos penal y transparencia a la justicia.

Anexo 18. Diagrama SIPOC del procedimiento propuesto

Proveedores	Entradas	Proceso	Salidas	Requisitos	Clientes
Unidades de la PNR	Investigadores con ciertos conocimientos, habilidades y aptitudes	Desarrollar actividades metodológicas	Profesionales con competencias desarrolladas	Cumplimiento de los objetivos de las investigaciones del homicidio intencional	Instructores
Unidades de Instrucción	Peritos criminalistas	Diseñar estrategias de superación y actualización	Líderes mejor preparados	Demostración de competencias profesionales	Fiscales
Unidades de la PTI	Médico legistas	Diseñar el procedimiento	Documentación y análisis de los resultados que genera el proceso	Cumplimiento de relaciones intra e inter disciplinarias	Jueces
Fiscalía Provincial	Instructores penales	Evaluación de las invariantes	Previsión de resultados	Empleo racional y oportuno de métodos y medios en la investigación criminal	Peritos criminalistas
Tribunal Provincial	Metodología de trabajo	Evaluación de las actividades según la naturaleza de la actuación.	Sistematización de los procesos con calidad	Aplicación de indicadores de calidad	Médicos legistas
Laboratorio de Criminalística	Proyectos de investigación	Controlar cada etapa de trabajo según la propuesta	Interrelación académica		Oficiales de la PTI
Departamento de Medicina Legal	Información científico técnica	Desarrollar la interdisciplinariedad.			Centros de formación académica
Universidad Central	Condiciones de trabajo con la calidad requerida	Establecer convenios de trabajo			Comunidad
Facultad Independiente del MININT	Investigación del homicidio intencional				

SIPOC. Diagrama de control de Procesos

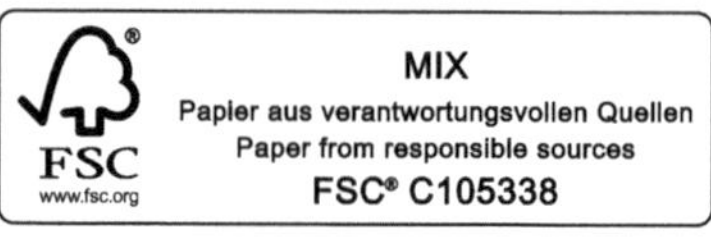

Printed by Books on Demand GmbH, Norderstedt / Germany